Recognition and Treatment of Psychiatric Disorders

A Psychopharmacology Handbook for Primary Care

精神障碍的识别与治疗

——初级保健机构精神药物手册

[美] Charles B. Nemeroff, MD, PhD

Alan F. Schatzberg, MD

审　定　马　崔　宁玉萍
主　译　马　崔　宁玉萍
副主译　江　帆
译　者　（按姓氏笔画排序）
王玲芝　卢玮聪　江　帆　沐　楠
张璐璐　郭扬波　温预关

暨南大學出版社
JINAN UNIVERSITY PRESS

中国·广州

图书在版编目（CIP）数据

精神障碍的识别与治疗：初级保健机构精神药物手册/［美］内梅罗夫（Nemeroff，C. B.），［美］萨茨伯格（Schatzberg，A. F.）著；马崔，宁玉萍主译．—广州：暨南大学出版社，2011.6
ISBN 978－7－81135－306－8

Ⅰ．①精…　Ⅱ．①内…②萨…③马…④宁…　Ⅲ．①精神病—药物疗法—手册
Ⅳ．①R749.053－62

中国版本图书馆CIP数据核字（2010）第215272号

出版发行：暨南大学出版社

地　址：中国广州暨南大学
电　话：总编室（8620）85221601
营销部（8620）85225284　85228291　85228292（邮购）
传　真：（8620）85221583（办公室）　85223774（营销部）
邮　编：510630
网　址：http://www.jnupress.com　http://press.jnu.edu.cn

排　版：广州市天河星辰文化发展部照排中心
印　刷：佛山市浩文彩色印刷有限公司

开　本：787mm×1092mm　1/16
印　张：13.25
字　数：313千
版　次：2011年6月第1版
印　次：2011年6月第1次
印　数：1—3000册

定　价：45.00元

序（原著）

精神卫生是一个重要的公共卫生问题。有证据表明，精神疾病会给病人带来明显的致残、严重的个人痛苦和沉重的经济负担。[1][2]美国全国调查数据显示，48%的成年人诉述有一次或一次以上的精神障碍，约30%的人则诉述过去12个月内曾有某种精神障碍。不足一半的有精神障碍病史的患者曾接受过治疗。有趣的是，其中14%的患者一生里曾有三种或三种以上的精神障碍共病。[3]这些调查发现有力地说明筛查、识别和治疗精神病人的重要性。

初级保健机构在美国曾被称为"实际的精神保健系统"（de facto mental healthcare system）[4]和"隐蔽的精神卫生网络"（hidden mental health network）[5]。约60%的精神障碍在初级保健机构中被识别和治疗。[4]随着美国卫生保健环境的不断变化，越来越多的病人进入初级保健网络，使得这些机构变得更大、更忙、更需要严格的管理措施。因此，初级保健医生需要更进一步努力，发展更周密的措施去筛查和识别有精神障碍的患者。

《精神障碍的识别与治疗——初级保健机构精神药物手册》一书旨在进一步阐明这些问题和满足部分治疗需要。越来越多的新药已被用于治疗精神疾病，同时现有药物被赋予新的适应症去治疗精神疾病，因此本书得以形成。虽然很多精神疾病可以在初级保健机构中治疗，但如何适时转诊至精神科同行治疗的问题也将在本书中进行讨论。我们意识到，初级保健医生没有足够的时间去阅读大量的精神病学文献，并摘录下来以便及时正确地实施治疗策略。我们希望本手册将对此有所帮助。

我们感谢史克—必成制药公司（SmithKline Beecham Pharmaceuticals）为医学科学治疗信息有限公司（Scientific Therapeutics Information，Inc）提供大量的教育基金来促成本书的出版。感谢助理编辑、药学博士 Dianc M. Coniglio 以及医学科学治疗信息有限公司的员工。感谢美国精神病学出版社（American Psychiatric Press，Inc）的大力支持。

查尔斯·B. 内梅罗夫

艾伦·F. 萨茨伯格

（马崔　译）

序

精神卫生是一个重要的公共卫生问题。精神疾病给病人、患者家属带来莫大的痛苦和沉重的经济负担，使国家卫生经费开支不断增加，也给社会稳定带来不良影响。鉴于精神疾病的发病率有不断上升的趋势，上述这些问题也越来越突出，并日益受到人们的重视。遗憾的是，目前对精神疾病的识别率和治疗率均较低，而临床治疗率之低就更不用说了。造成这种状况虽有多方面的原因，但基层卫生机构有关人员对精神疾病的识别和重视不足是一个重要的原因，导致不少有精神障碍的患者被漏诊、误诊，得不到及时而有效的治疗，其社会功能亦逐步丧失。因此，在基层卫生机构加强对精神疾病的培训和再教育很有必要，这是搞好社区公共卫生一个不可缺少的组成部分。

查尔斯·B. 内梅罗夫与艾伦·F. 萨茨伯格合著的《精神障碍的识别与治疗——初级保健机构精神药物手册》一书，对精神障碍的总体概况和药物治疗作了较为精辟的阐述，内容较丰富，文字简明易懂，更重要的是本书实用性、操作性和针对性较强，对基层医疗机构、综合医院从事精神卫生工作的医务人员以及精神病专科医院低年资住院医生来说不失为一本有益的指导性读物，对临床实际工作、搞好社区防治和解决精神障碍的一些相关问题有很大的帮助。出于此目的，我院组织多位青年医生，经过数月的努力，终于将这本书翻译完毕。

该书出版以来，精神疾病的诊疗已有长足的发展。在翻译过程中译者作了一些扼要的资料补充，特此说明。

由于水平所限，加上时间较为仓促，在翻译过程中难免存在错漏和疏忽之处，敬请读者提出宝贵意见，以便改正提高。

广州市精神病医院

广州市脑科医院

马崔

二〇一一年三月

前 言

本书旨在为初级保健医生提供成人常见精神障碍药物治疗的简便而实用的知识。手册分为两个主要部分。“精神疾病概述和药物治疗”部分提供初级保健机构中常见精神疾病的流行病学、病理生理学、临床表现、诊断标准和筛查测试。此部分包括指导初级保健医生的治疗原则及其他循序渐进的途径。“精神药物”部分回顾了基础药理学、药代动力学、药物相互作用和安全性问题以及用于治疗精神疾病药物的临床使用剂量。另外，附录还包括了词汇表和缩略语、文字版或电子版的精神卫生资源、诊断性评定量表。

我们希望这种编排形式使手册更便于使用，也更容易为初级保健医生所接受。欢迎您提出宝贵意见。

查尔斯·B. 内梅罗夫
艾伦·F. 萨茨伯格

（马崔　译）

目 录

第一章

精神障碍药物治疗概述

第一节　焦虑障碍

焦虑障碍是美国最常见的精神疾患，约1/4的人患有此病。据报道，多达20%的老年人一生中至少曾患过一种焦虑障碍[3][6]。焦虑障碍在女性中更为常见，几乎是男性的两倍，且更多见于中低收入阶层和教育水平的人群。[3]焦虑障碍常与抑郁症共病[7]，在初级保健机构中尤其如此，导致诊断更困难、治疗更复杂和预后更为不良。

一、惊恐障碍

惊恐障碍（Panic Disorder，PD）是一种慢性但可治疗的疾病，患者的社交和工作能力明显受损，生活质量低下，停止药物或心理治疗时常复发。此症常常未能被识别，这与过度使用医疗服务（尤其是急诊室和基层医疗机构）有关。惊恐障碍可伴有或不伴有场所恐惧症，后者是指患者单独处在一旦惊恐发作，可能无法逃生或获得帮助的地方或环境中（如驾驶、旅游、商店、人群、餐厅、电梯）时所出现的一种强烈的、不合理的恐惧。

（一）流行病学

PD的终生患病率为1.5%～3.5%，但在初级保健机构中，这个数字可能高达21%。[8][9]16%的人在其一生中可能会出现相关的惊恐状态，如恐惧阵发（fearful spells）或惊恐发作（panic attacks）。[10]虽然大多数场所恐惧症的患者也有PD，但场所恐惧症可单独出现。场所恐惧症在女性中最为常见，且是老年焦虑障碍中位居第二的亚型。[6]

PD在女性中更为常见，约高出男性2倍，[3][11]是老年焦虑障碍中最少见的亚型。[6] PD有遗传成分：一级亲属发生PD的风险比其他人高出4～7倍。[12][13]本病多出现于青春期后期至35岁期间，少年及45岁以后起病者罕见，但也有可能。PD经常与抑郁症、其他类型焦虑障碍或物质滥用共病。[14]共病提示PD患者的预后更差，需要进行药物治疗。虽然患者出现惊恐发作的频率个体差异很大，但PD综合征是一种慢性疾病，恐惧和回避行为往往持续存在。

（二）病理生理学

（1）可能是由于 5 – 羟色胺（5 – HT）、去甲肾上腺素（NE）、γ – 氨基丁酸（GABA）、多巴胺（DA）、脑内胆囊收缩素（CCK）等神经递质系统的共同失调引起的。[15][16]

（2）主要↑5 – HT 转运的药物（如选择性 5 – 羟色胺再摄取抑制剂 SSRIs、氯米帕明）或增强 GABA 的药物（如苯二氮䓬类药物）治疗效果最好。

（3）主要激活 NE 的药物（如地昔帕明）可能对某些患者有效，但缺乏临床对照试验数据。[15]

（三）临床表现

PD 患者至少有部分自发性惊恐发作（如阵发的、强烈的突发忧虑、害怕或恐惧，可能与濒死感有关）[12][13]、预期的广泛性焦虑、场所恐惧症（见下文）、躯体化症状（见表 1）和强迫症状[17]。躯体化症状通常被误认为是非精神病学症状。约半数 PD 患者有场所恐惧症。[10]

表 1　惊恐发作的常见症状[12][13]

• 心悸、心慌、心率↑	• 气促、窒息感
• 出汗	• 胸部疼痛、不适
• 梗阻感	• 颤抖、震颤
• 恶心或腹部不适	• 麻木、刺痛
• 感觉从自身分离（人格解体）或非现实感（现实解体）	• 感到头晕、头昏眼花、昏厥
• 濒死感	• 寒战或潮热
• 失控感	

（四）诊断及筛查工具

PD 的诊断可能会很困难，因为其躯体症状往往类似于其他的内科疾病（如心绞痛、消化不良）。[18]初级保健机构可能使用席汉患者评定焦虑量表（the Sheehan Patient Rated Anxiety Scale）或 MINI（见附录四）。未被识别的 PD 患者常因并不存在的临床疾病（如冠状动脉疾病 CAD 溃疡病）而进行过度的检查，且经常光顾急诊科、基层诊所和专科医生。[18]通过了解 PD 的常见临床表现，初级保健医生可筛查出 PD 患者，从而终止昂贵而不必要的医疗服务。

在自发、阵发的强烈害怕感或不适感出现时，如果存在表 1 中 4 种以上的认知或躯体症状，惊恐发作的诊断便可成立；症状必须在 10 分钟内达到高峰。[11]惊恐发作可能是非预期性的（即自发的，与诱发因素无关）、境遇性的（即暴露于或预期有诱发因素时即刻发生）或境遇易患性的（即暴露于那些将来可能发生，也可能根本不会发生的诱发因素时易于发作）。[12][13]PD 的特点是反复发作、非预期性的惊恐发作，对下一次发作的持续（≥1 个月）担忧（预期焦虑）以及由于发作或相关焦虑引起的行为改变。[11]

应排除可能导致类似症状的内科疾病（如心绞痛、甲状腺功能亢进、嗜铬细胞瘤）或物质滥用（如酒精、咖啡因、可卡因）。该症缺乏有诊断意义的实验室检查，部分 PD 患者存在代偿性呼吸性碱中毒。患者体检并无特殊发现，但发作期间可能出现血压（BP）轻度升高。

在那些难以逃脱或令人尴尬的，或惊恐样症状将要发生时可能无法获得帮助的场所和情境下，患者若出现明显的焦虑或回避，便可诊断为场所恐惧症。[12][13] 患者由于害怕往往不敢外出；由于无法工作，失业已成为严重的问题。如果回避仅限于少数几种情况（如非广泛性社交焦虑障碍），或症状表现更广谱或相互影响时（如广泛性社交焦虑障碍），使用其他诊断可能更为合适（见第 13 页）。[12][13]

（五）转诊

当患者有共病的精神障碍（特别是有自杀倾向的患者）、物质滥用问题、回避行为导致功能明显受损、疗效不佳时，需转诊至精神科医生。

（六）治疗

短期治疗目标包括：缓解症状和开始心理干预。对于那些病情轻且稳定的个案，或那些虽合并药物治疗但更倾向于或更愿意参与认知行为治疗（CBT）的患者，由经验丰富的临床医生单独采用 CBT 是有效的。[19] PD 的药物治疗包括部分抗抑郁药（尤其是 SSRIs）或高效价的苯二氮䓬类药物（BZ）（见图 1）。美国食品药品管理局（以下简称 FDA）只批准了帕罗西汀、舍曲林和阿普唑仑用于 PD 的治疗。这些药物的长期的治疗效果是有争议的，但长期治疗的确可以降低复燃风险。当考虑长期治疗时，医生必须评估苯二氮䓬类药物依赖的倾向性和滥用的可能性。

译者注：有力的证据表明，其他的 SSRIs，如氟伏沙明、西酞普兰和艾司西酞普兰对治疗 PD 也有效。安非他酮、丁螺环酮和曲唑酮对治疗 PD 无效，普萘洛尔和可乐定的疗效报道结果不一致，大多数研究结果表明普萘洛尔无效。其他可能会有效的药物包括抗惊厥药卡马西平、丙戊酸盐和抗组胺药氯苯那敏等。但在使用之前需要对这些药物有更详细的了解。

（1）抗抑郁药：SSRIs 已具有关于疗效、安全性和耐受性总体评价的文献证据，被视为一线药物。[22]~[27] 三环类抗抑郁药（TCAs）和 SSRIs（尤其是氟西汀），在治疗早期可引起焦虑不安综合征（“jitteriness” syndrome，又称“激活”综合征），表现为焦虑、失眠、易激惹和腹泻。为尽量减少这种可能导致患者对药物治疗依从性下降的综合征，可采用常用抗抑郁治疗量的 1/3 ~1/2 作为起始剂量（如帕罗西汀 10mg，氟西汀 5mg），在 3 ~4 周内缓慢加量，直至观察到效果为止。SSRI 滴定期间同时使用低剂量苯二氮䓬类药物也可缓解这些不良反应。长期使用 SSRI 药物时，男女都可能会出现性功能障碍，医生应告知患者这种不良反应。使用 SSRIs 时，3 ~6 周内可能见不到显著疗效；如果重症病例需要快速起效的，苯二氮䓬类药物可能是首选。关于文拉法辛、奈法唑酮的研究资料也显示这些药物有望用于 PD 的治疗。[12][15]（译者注：MAOIs 中，苯乙肼对治疗难治性 PD 可能有效，通常作为最后选择）

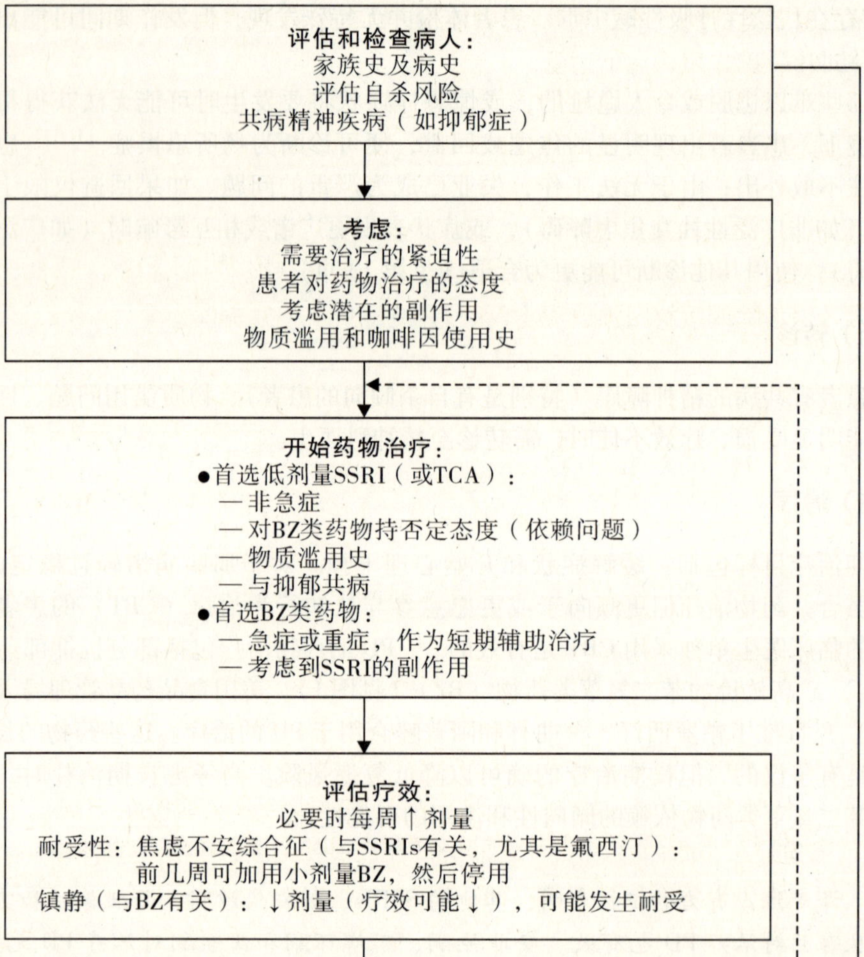

图 1　PD 的药物治疗方案（改编自文献 20 和 21；缩略语见附录二“词汇表”）

（2）苯二氮䓬类药物：SSRIs 在很大程度上已取代苯二氮䓬类药物成为治疗 PD 的

一线药物。高效价苯二氮䓬类药物（如阿普唑仑、氯硝西泮、劳拉西泮）可迅速有效缓解焦虑，有时需要高剂量（如阿普唑仑用量高达10mg）。一般应以低剂量开始（如阿普唑仑0.5mg BID或TID），随后根据病情和患者的耐受性增加剂量。该类药物的副作用可能会限制通过增加剂量来获得最大疗效。有些患者因为依赖或耐受的问题而不愿服用苯二氮䓬类药物。苯二氮䓬类药物的主要副作用是镇静，可通过减少剂量来缓解，个体对这一副作用可逐渐耐受。

二、强迫症

强迫观念（obsessions）是指反复出现的插入性思维，患者明知是过度的、无意义的或令人厌恶的，可引起患者出现明显的焦虑。强迫行为（compulsions）是指耗时的重复行为，以消除或缓解因强迫观念而引起的焦虑[13]（见表2）。

表2　成年OCD患者常见的强迫观念和强迫行为[13][28]

• 强迫观念：污染、病理性怀疑、躯体关注、对称和整齐、侵犯或性冲动
• 强迫行为：检查、洗涤、清洁、计数、反复询问或确认、整齐（对称或准确）、囤积
缩略语见附录二“词汇表”

（一）流行病学

强迫症（Obsessive-compulsive Disorder，OCD）是一种慢性复发性疾病，比以往认为的更常见。在美国，该症累及400多万人。[29][30] OCD的终生患病率为2%～3%；男女同样常见。[31]遗传因素尚未被有力证实，但一般来说，焦虑障碍在OCD亲属中更为常见[32]，强迫症与Tourette's综合征之间可能存在遗传关联。OCD常与抑郁症、其他焦虑障碍（如单纯恐惧症或社交焦虑障碍、PD）、人格障碍或酒精滥用共病。[28]其他强迫行为，如拔毛癖（trichotillomania，拔头发）、强迫性赌博、强迫性性行为或进食障碍，都可能与OCD有关。[30]

（二）病理生理学

5-HT调节异常[33]，也可能涉及多巴胺和神经肽。[32]

（三）临床表现

OCD通常在25岁前起病，大部分病例始于童年期。[30] OCD患者通常既有强迫观念又有强迫行为（见表2），这是患者感到窘迫的主要原因，强迫程度取决于患者对其症状的认知水平。OCD的一个典型表现是害怕有细菌而强迫洗手。往往当患者的行为再也无法在非家庭成员面前隐瞒，或生活受到明显扰乱时，他们才会寻求帮助。通常出现症状与求医之间可相隔数年。因此，无法再隐瞒疾病时出现的内疚、无助感和失去自尊是常见的症状。诱因包括性问题、婚姻问题、怀孕、分娩、[34]近亲死亡或患病等。[30] OCD 是一种慢性疾病，50% 左右患者的病程是持续性的，其他患者的症状严重程度呈波动性。与病前有强迫性人格、严重疾病、未婚或童年期神经过敏的患者相比，病前人格正常、呈发作性病程、病程短的患者病情较轻。[30]

（四）诊断及筛查工具

佛罗里达耶鲁—布朗强迫量表（the Florida Yale-Brown Obsessive Compulsive Scale, FLY-BOCS）或 MINI（见附录四）可用来识别 OCD 症状及评估疗效。[35] 诊断标准见表 3。[13] 应排除与 OCD 有共同临床特征的多种精神疾病（如人格障碍、疑病症、抑郁症、精神分裂症、恐惧症和 Tourette's 综合征）。[13][28][30] 应明确共病的精神障碍。缺乏对 OCD 有诊断意义的检查；过度洗手引起的皮肤问题可能是部分患者的体征。

（五）转诊

（1）转诊病人到训练有素的心理治疗师处进行辅助认知行为治疗（CBT），这一重要且有效的措施可能会改善患者的长期预后。[30]

（2）如果存在其他的精神障碍，或病人有严重残疾、无法工作、离家出走或表现出自杀意念，则考虑转诊至精神科医生。

表 3　成人 OCD 诊断标准 *

- 强迫观念或强迫行为：
  - —强迫观念：反复、持续出现的思维、冲动或表象（见表 2），是插入性的、不恰当的，可引起明显的焦虑或痛苦，但不过度担忧现实生活中的问题；患者尝试用另一种行为来分散、压制或消除，患者意识到这些行为是他自己的思维所造成的。
  - — 强迫行为：反复出现的行为或对抗强迫观念的心理活动（见表 2），旨在避免或减轻痛苦。
- 病人认识到这些行为是过分的、不合理的。
- 行为必须造成患者明显痛苦，且耗时（>1 小时/天），显著干扰工作、社会家庭或亲密关系。

缩略语见附录二“词汇表”

* 经许可改编自文献 13

（六）治疗

需要采取行为、[36] 社会心理和药物相结合的个体化治疗方案，以缓解 OCD 的急性期症状，并防止复燃（relapse）（见图 2）。轻度 OCD 首选行为干预作为早期治疗方案，中度和重度病例则需合并药物治疗。[39]

二十多年来，TCA 药物氯米帕明一直是药物治疗的基准。[40][41] 氯米帕明对 5 - HT 再摄取位点的特定活性决定了它远比其他优先阻断 NE 再摄取的 TCAs（如去甲替林，地昔帕明）更有效（见表 41）。同理，SSRIs（见第 64 页）对 OCD 也十分有效，且过量时耐受性和安全性更好，SSRIs 现已被广泛视为一线治疗药物。[26][38][39][42]

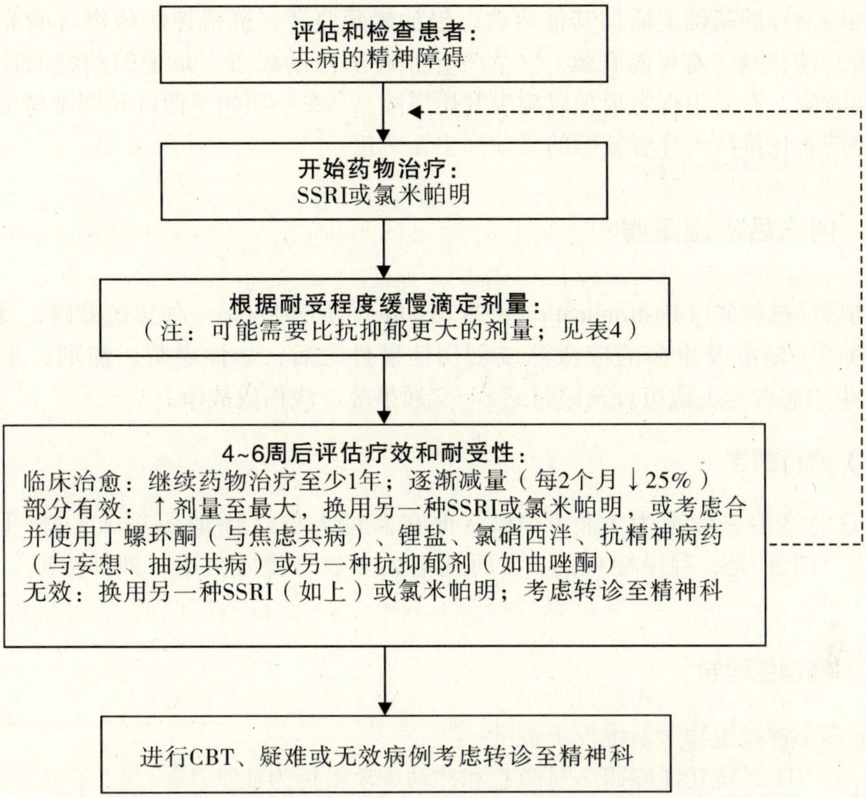

图2　OCD的药物治疗方案[37]~[39]（缩略语见附录二“词汇表”）

表4　OCD中氯米帕明和SSRIs的用药策略[38][39]

药物	剂量（mg/d）	
	起始量	最大量
氯米帕明	25~50	250~300
氟西汀	10~20	60~80
氟伏沙明	50	300
帕罗西汀	20	60
舍曲林	50	200~225

缩略语见附录二“词汇表”

SSRIs或氯米帕明应从起始剂量（见表4）缓慢增加至可耐受的程度。OCD的治疗剂量可能高于其他焦虑障碍或抑郁症的用量。应告知患者，临床疗效可能会延迟至6周以上。在确认无效之前，应尝试使用最大耐受剂量治疗10~12周。

无效者换用另一种SSRI或使用氯米帕明可能会有效。对于30%单一治疗无效的患者，可尝试联合治疗，但这种方法的效果仍未明确。[37][38]焦虑的患者可在SSRI治疗的基础上加用丁螺环酮（单用丁螺环酮疗效甚微）；曲唑酮合并SSRI也可能有效。SSRI

或氯米帕明治疗的基础上增加其他药物，包括氯硝西泮、抗精神病药物（有妄想或抽动的患者）或锂盐，都可能有效。[37][38]对于治疗有效的患者，足量的药物治疗应维持至少1年时间，并采用行为干预以减少复燃风险。[17]在一项帕罗西汀长期维持治疗的试验中，停药者比维持治疗者复燃的风险高出2.7倍。[43]

三、创伤后应激障碍

创伤后应激障碍（Posttraumatic Stress Disorder，PTSD）是一种焦虑障碍，发生于某种特定的或不断危及生命的应激源或创伤性事件之后，如性虐待、酷刑、犯罪活动（直接发生于患者身上或患者亲眼目睹）、交通事故、烧伤或战争。

（一）流行病学

PTSD的终生患病率为1% ~14%，但在高危人群（如退伍军人）中可能高达58%。[44][45]PTSD是一种慢性疾病，[46]而且绝大多数与物质滥用、抑郁症或焦虑障碍共病。[47]~[49]

（二）病理生理学

（1）多个神经生物学系统发生紊乱。[50]

（2）5-HT系统功能障碍→易激惹和冲动、攻击行为症状。[51]

（3）NE、5-HT、促肾上腺皮质激素释放因子（CRF）和DA系统可能共同参与惊骇反应。[50][52]

（三）临床表现

PTSD可发生于任何年龄。症状通常开始于创伤后的3个月内（急性PTSD），但也可在事件发生后6个月以上延迟出现。战时发生的PTSD患者可能不同于遭遇其他创伤事件（如性侵犯、虐待儿童）的普通人群。典型症状包括当暴露或再次暴露于可令人回忆起原始应激源的情境时出现过度警觉（如过度警醒、易受惊吓）和间歇性自主神经过度活动（如血压升高、心率加快）。[32]闯入性症状，如睡眠紊乱和白天闪回现象（flashbacks），或逼真的梦境也很常见。回避性症状包括社会退缩（情感麻木）和对事件的部分失忆。下丘脑—垂体—肾上腺轴（HPA）功能可能异常。

患有PTSD的战时退伍军人自述酒精和其他非法用药（如大麻、海洛因）可改善PTSD症状。因此，酒精中毒和物质滥用常与PTSD共病。在此人群中，继PTSD之后出现最多的是广泛性焦虑或酒精中毒，其次是恐惧症、抑郁症和PD。[46]

（四）诊断及筛查工具

成人PTSD的诊断标准（见表5）由闯入、回避和过度警觉三联征组成，必须全部符合才能确诊。[13]PTSD疗效评估量表（TOP-8）或MINI（见附录四）可用来识别创伤事件和症状严重程度（见附录）。用于评估战时退伍军人的筛选工具或问卷可能不适于普通人群，反之亦然。[53]

表 5　成人 PTSD 诊断标准＊

- 经历或目睹真正的或有威胁性的死亡，或严重个人伤害的创伤性（危及生命）事件
  — 反应包括强烈恐惧、无助感或恐怖
- 创伤性事件的持续再体验
  — 出现反复的闯入性回忆、梦、“闪回”现象、幻觉
- 对创伤和麻木反应相关刺激的持续回避
  — 兴趣减退或参加活动减少、感觉分离或疏远
- 持续（>1 个月）存在≥2 个警觉性增高的症状
  — 睡眠困难、愤怒爆发、过度警觉、注意力难以集中、过度的惊骇反应
- 具显著临床意义的痛苦或障碍使社会、职业和其他方面功能受损

缩略语见附录二“词汇表”

＊经许可改编自文献 13

（五）转诊

将可疑或有病历记载 PTSD 的患者转诊至对创伤心理治疗有经验的医生。

（六）治疗

PTSD 常常是慢性的，单纯的药物治疗可能只对某些症状有中等程度的改善。[54] 心理治疗对部分症状（如回避）的效果更好，同时其他方面症状也可以得到改善。在非常有限的 PTSD 药物治疗数据中，绝大多数是来自对战时退伍军人的研究。遗憾的是，临床疗效可能因创伤来源不同而有所不同（即一项研究中，同一种 SSRI 对退伍军人无效，但对普通人群有效[55]）。药物治疗的重点是缓解患者感到最痛苦的症状。[48] 药物对阳性症状（即闯入性或过度警觉）的疗效可能比阴性症状（即回避或退缩）更好，但证据表明 SSRIs 对后者也有效。

（1）抗抑郁药：SSRIs 临床有效且具有良好的整体耐受性和安全性，因此成为 PTSD 的首选治疗药物（见图 3）。[48][51][56] 起始低剂量可将 SSRI 使用过程中伴随出现的颤抖或焦虑症状最小化（见第 64 页），但通常需要加至抗抑郁足量（见表 45）。TCAs、单胺氧化酶抑制剂（MAOIs）和曲唑酮对退伍军人 PTSD 部分有效，当 SSRI 无效时可以考虑使用[48][57][58]。MAOIs 治疗的主要局限在于 PTSD 常存在酒精或药物滥用共病以及药物本身的高血压反应风险。

因缺乏 PTSD 临床研究资料，尚无法获知药物治疗的理想疗程。但是，由于 PTSD 往往是一种慢性疾病，治疗可能至少应持续 12 个月，如需停药，应循序渐进递减。

（2）其他药物：苯二氮䓬类药物仅用于减轻 PTSD 的焦虑症状，单一治疗无效，需承担依赖和滥用的高风险。[48] β－受体阻滞剂与抗抑郁药合用有可能缓解交感神经系统的过度活动。卡马西平、丙戊酸或锂盐可能会减少攻击性行为的爆发，可与抗抑郁药联用。[59]

译者注：利培酮、氯氮平和奥氮平等非典型抗精神病药可有效地治疗PTSD相关的精神病症状，奥氮平和喹硫平可改善睡眠紊乱，但这些药物不能改变PTSD的核心症状。

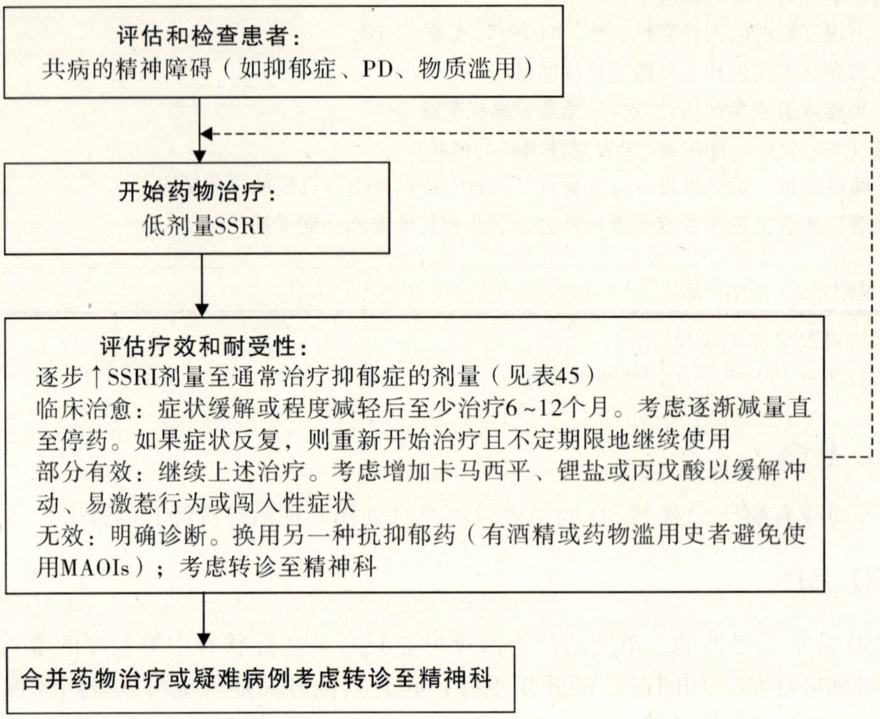

图3　PTSD的药物治疗方案[48]（缩略语见附录二“词汇表”）

四、广泛性焦虑

广泛性焦虑障碍（Generalized Anxiety Disorder，GAD）是一种过度的担心、焦虑、紧张或恐惧的慢性状态（即持续时间为6个月以上），且与其他的情感障碍或焦虑障碍无关。[13]

（一）流行病学

终生患病率约为5%，女性是男性的两倍。[3][6] GAD的共病是最常见的，多达40%的GAD患者有重症抑郁，[60]其他焦虑障碍、酒精或物质滥用或抑郁症也很常见。这一事实虽然模糊了诊断的准确性，但是具有重要的治疗意义。[60][61]老年GAD患者中的共病尤为常见。

（二）病理生理学

应激期间可出现多种神经生物学成分（如5-HT，GABA，交感神经系统，CCK，HPA等）的调节异常，但间歇期的改变并不明显。[62]

（三）临床表现

慢性过度警觉和焦虑是 GAD 的主要症状。[17]除了诊断标准中所列的症状外（见表 6），躯体症状［如出汗、双手湿冷、寒战、恶心、腹泻、吞咽困难（“喉咙哽噎”）、尿频］也很常见。担忧往往集中在日常生活问题上，如工作职责、经济、健康、子女或琐事（如约会迟到）。很多 GAD 患者诉述对所有的生活细节感到焦虑，超过半数患者在儿童或青少年时期开始求医。[13]GAD 是慢性的，[63]应激期间趋于加重。[13]GAD 患者常出现抑郁症、其他焦虑障碍或物质滥用障碍的症状和体征。

表 6　GAD 的诊断标准*

- 持续 6 个月以上，多数时间里感到过度焦虑和担心
- 难以控制地担心
- 下列症状存在 3 项以上
  - — 感到不安或处于边缘状态
  - — 易疲劳
  - — 注意力难以集中，头脑空白
  - — 易激惹
  - — 肌肉紧张
  - — 睡眠障碍（入睡困难或不安，睡眠质量不能令人满意）
- 有临床意义的社会或职业功能受损
- 担心并非由于物质滥用、内科疾病或另一种精神障碍所致

缩略语见附录二“词汇表”

*经许可改编自文献 13

ⓒ版权所有 1994 年，美国精神病学协会

（四）诊断及筛查工具

GAD 往往是一种排除性诊断。[64]MINI（见附录四）可作为一种有用的简易标准化晤谈。当患者出现无法控制的焦虑或担心伴有 3 项以上的症状（见表 6），且焦虑与另一种精神疾病（如 PD、激越性抑郁）或物质滥用无关时，诊断便可成立。最后，患者的焦虑和躯体症状必须引起有临床意义的社会、职业或个人生活的功能受损。[13]必须进行适当的实验室研究和诊断性检查以确保焦虑症状不是由普通内科疾病引起的（如嗜铬细胞瘤、甲状腺功能亢进）。

（五）转诊

（1）转诊患者至训练有素的心理治疗师进行辅助性治疗。

（2）共病抑郁、焦虑或物质滥用者考虑转诊至精神科医生进行药物治疗。[17]

（六）治疗

轻型病例可单用心理治疗且有效，但较重病例则应结合药物治疗。[64]虽然苯二氮䓬

类药物已经是 GAD 治疗的主要药物，但由于与抑郁症的高共病率，所以抗抑郁药对 GAD 也有效。[65][66]抗抑郁药滥用或依赖的可能性较小，可能比苯二氮䓬类药物耐受性更好。丁螺环酮和文拉法辛已获 FDA 治疗批准用于治疗 GAD。

（1）苯二氮䓬类药物：苯二氮䓬类药物可短期有效地缓解症状（见图 4）；所有此类药物的疗效相当，药物的选择可根据药代动力学特征（见表 68）进行。苯二氮䓬类药物可能会成瘾和引起依赖；对有物质或酒精滥用史的患者，可首选非苯二氮䓬类药物。[67]苯二氮䓬类药物也与戒断综合征有关（见第 88 页）。GAD 是一种慢性、反复发作性疾病，虽然有证据支持，[17]但苯二氮䓬类药物长期治疗的利弊仍存在争议。阿普唑仑对有潜在抑郁的患者可能有效，但有些数据表明苯二氮䓬类药物实际上可能引起或加重抑郁。[61]

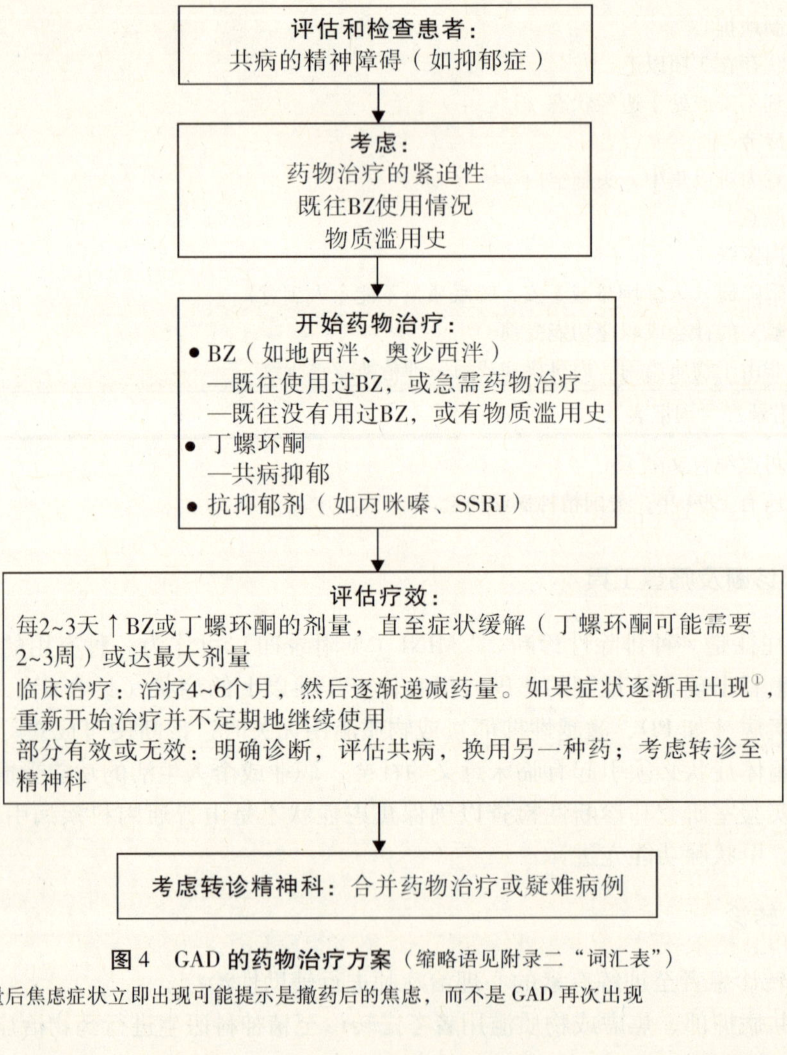

图 4　GAD 的药物治疗方案（缩略语见附录二“词汇表”）

①BZ 减量后焦虑症状立即出现可能提示是撤药后的焦虑，而不是 GAD 再次出现

（2）抗抑郁药：抗抑郁药对有明显抑郁或焦虑症状，但苯二氮䓬类药物或丁螺环酮对治疗无效的患者可能有用。[68]剂量低于治疗抑郁症的药量时，丙咪嗪有明显的临床抗焦虑作用。[69]但丁螺环酮起效可能会延迟两周以上。越来越多的证据表明，SSRI 的

帕罗西汀对GAD有效。[64][65] MAOIs对部分患者也可能有效。

译者注：艾司西酞普兰于2003年底经FDA批准用于治疗GAD，初步报道疗效优于西酞普兰。研究表明，舍曲林、氟伏沙明和氟西汀对减轻抑郁症患者的焦虑症状均有效。奈法唑酮和米氮平是两种非SSRI类抗抑郁药，在GAD的治疗中很有发展前景。

（3）丁螺环酮：丁螺环酮对GAD有效，优于BZ的特点包括嗜睡较少、滥用可能性较低、停药更容易和不会恶化潜在的抑郁症状。[61][70]丁螺环酮起效（2~3周后）比苯二氮䓬类药物慢。因此，丁螺环酮可能最适于不急需缓解症状的患者。起始剂量为5mg BID，定期增加至所需的30mg/d左右。从苯二氮䓬类药物换至丁螺环酮的并发症不多，[66]但对既往使用苯二氮䓬类药物有效的患者，丁螺环酮的疗效可能不那么好。[64]丁螺环酮长期治疗的耐受性好，且疗效持久。

五、社交焦虑障碍

社交焦虑障碍（Social Anxiety Disorder，也称为“社交恐惧症”）是一种慢性、致残性的疾病，其特征是一种强烈的恐惧，害怕被他人关注时出现难堪和羞辱感，近年来才成为精神病学研究的焦点。社交焦虑障碍可能是广泛性或非广泛性的（见表7）。

表7　社交焦虑障碍亚型[71]

亚型	症状	相关损害	治疗
非广泛性	可预测的、偶尔出现的症状；仅限于一个或几个公共场合（如演讲）	轻微	必要时（PRN）使用β-受体阻滞剂（如普萘洛尔）或BZ，以缓解焦虑表现
广泛性	大多数或所有的工作或社交场合都可产生焦虑	严重	需要抗抑郁药或BZ，较为难治

缩略语见附录二“词汇表”

（一）流行病学

社交焦虑障碍是美国最常见的焦虑障碍，在最常见的精神障碍中位居第三，仅次于抑郁症和酒精依赖。[3]终生患病率可高达13%，女性患者稍多。[3][72][73] 2/3的社交焦虑障碍患者属于更具致残性且难治疗的广泛性亚型。[74]社交焦虑障碍通常在12~16岁起病，[75]但可能发展为此种疾病的拘谨行为或社交焦虑可能开始于童年或青少年早期。有些证据表明，社交焦虑障碍有遗传因素。[76]社交焦虑障碍患者文化水平和社会经济地位较低，[75]与其他焦虑障碍、情感障碍（如抑郁症）及物质滥用共病很常见，与其他精神疾病共病的社交焦虑障碍患者的自杀意念和自杀企图比例较高。[75]

（二）病理生理学

(1) 广泛性和非广泛性亚型的病理生理学可能不同。

(2) DA 和 5－HT 系统可能参与。[77]

(3) 下丘脑—垂体—甲状腺轴和 HPA 轴功能正常，[32] 但某些脑区的代谢活动↓。[77]

(4) 唯一特别的发现是，注入促甲状腺激素释放激素（TRH）后，平均动脉压（MAP）↑。[77]

（三）临床表现

在社交场合中（见表8），患者可能会出现心动过速、震颤、脸红、出汗、呼吸急促和胃肠道（GI）问题（如腹泻）。这些症状本身或对此症状的焦虑，可令患者感到羞耻和难堪，继而进一步增加不适感。躯体和认知的问题继发引起“凝固（freezing）”等行为，即患者在公共场合无法正常发挥功能。最后，患者会回避或以极大的痛苦去忍受这些引起焦虑的场合。

社交焦虑障碍患者会感到内疚和耻辱，而且会夸大其在社交时所受到的影响。他们认识到这些感觉是不合理的，因而很自卑。他们的人格类型可能是害羞或回避型，很少与他人进行眼神交流，可能双手湿冷、声音颤抖。与那些没有社交焦虑障碍的人相比，患者会主诉工作、学习和社交活动的明显受损，可能更多地使用医疗服务和福利，或出现残疾。[78]

表8　社交焦虑障碍普遍担忧和回避的场合

- 当众演讲或表演
- 在公共场所进食或书写（如签署支票）
- 使用公共休息室
- 成为关注的中心或被注视
- 约会
- 参加聚会
- 与强势人物（如雇主、销售员）交谈
- 会见陌生人

（四）诊断及筛查工具

社交焦虑障碍在初级保健机构未能被及早识别（见表9），患者往往直到出现继发性疾病（如抑郁症、物质滥用）时才会就医。

表 9 社交焦虑障碍的诊断标准*

• 患者对可能需被关注的社交或表演场合有显著的、持久的恐惧。患者害怕自己表现出焦虑或做出某种令人难堪或羞耻的行为
• 暴露于这些场合可引起类似惊恐发作的明显焦虑；回避这些场合，或带着强烈的焦虑去忍受
• 患者意识到这种恐惧是过度的或不合理的。回避或焦虑明显干扰其正常功能

*经许可改编自文献 13

社交焦虑障碍与 PD 患者有很多共同特点，但前者的担忧与其当众表现及继之而来对此的感知有关（见表 10）。

表 10 有助于社交焦虑障碍鉴别诊断的问题

问题	是	否
你可单独去一个公共场所（如商场）而不与任何人交谈吗？	社交焦虑障碍	场所恐惧症
你单独一个人时会发生焦虑吗？	PD	社交焦虑障碍
在社交场合中，你的焦虑会限制你的表现吗？	社交焦虑障碍	GAD，PD

缩略语见附录二“词汇表”

利氏社交焦虑量表（the Liebowitz Social Anxiety Scale，见附录四）有助于评估恐惧行为的严重程度及治疗效果。[80] 简明社交焦虑障碍量表（the Brief Social Anxiety Disorder Scale）、[79] 恐惧问卷（the Fear Questionnaire）[81] 或 MINI（见附录四）也可能有助于评估症状的严重程度。

（五）转诊

转诊进行 CBT，尤其是早期诊断后，CBT 对部分社交焦虑障碍患者有效。

（六）治疗

对广泛性社交焦虑障碍而言，抗抑郁药或苯二氮䓬类药物是首选药物（见图 5）。只有一种抗抑郁药（帕罗西汀）被美国 FDA 批准用于治疗社交焦虑障碍。（译者注：2003 年，舍曲林和文拉法辛也获批准。）

（1）抗抑郁药：因具有良好的疗效、安全性和耐受性，越来越多的证据支持 SSRIs 用作广泛性社交焦虑障碍的一线用药。[26][71][82]~[85] 一项大型研究中，帕罗西汀的有效率为77%，而安慰剂为42%（帕罗西汀处方信息，1999 年）。迄今为止，SSRIs 的治疗经验来自帕罗西汀的最多。除与 PD 共病外，均可使用常规剂量的抗抑郁剂；与 PD 共病时，应使用较低的初始剂量以避免服用部分 SSRIs 所伴发的焦虑不安（见第 64 页）。理想的疗程我们了解甚少，但可能应在达到最大临床疗效后至少持续 6 个月时间。[71] 停药应逐步减量，一旦发现复燃迹象，即重新开始治疗。一项对照试验结果表明：与停止治疗者相比，SSRIs（如帕罗西汀）使治疗者复发率显著降低。[84] 社交焦虑障碍与抑郁症、OCD 或 PD 共病时，SSRIs 尤其有用。

深入研究表明，MAOIs（如苯乙肼）对广泛性社交焦虑障碍有效。[86] 虽然丁螺环酮疗效比 MAOIs 差，但对照研究的结果并不一致，丁螺环酮对因有酒精依赖共病而不考虑使用 MAOIs 或苯二氮䓬类药物的患者可能有用。TCA 对该症的疗效尚未被充分研究。一些非对照试验和病例报告显示文拉法辛和奈法唑酮可能有效。

（2）苯二氮䓬类药物：高效价、长效的苯二氮䓬类药物（如氯硝西泮）可有效地缓解焦虑，但要考虑依赖问题。苯二氮䓬类药物停药后复发率高。[87]

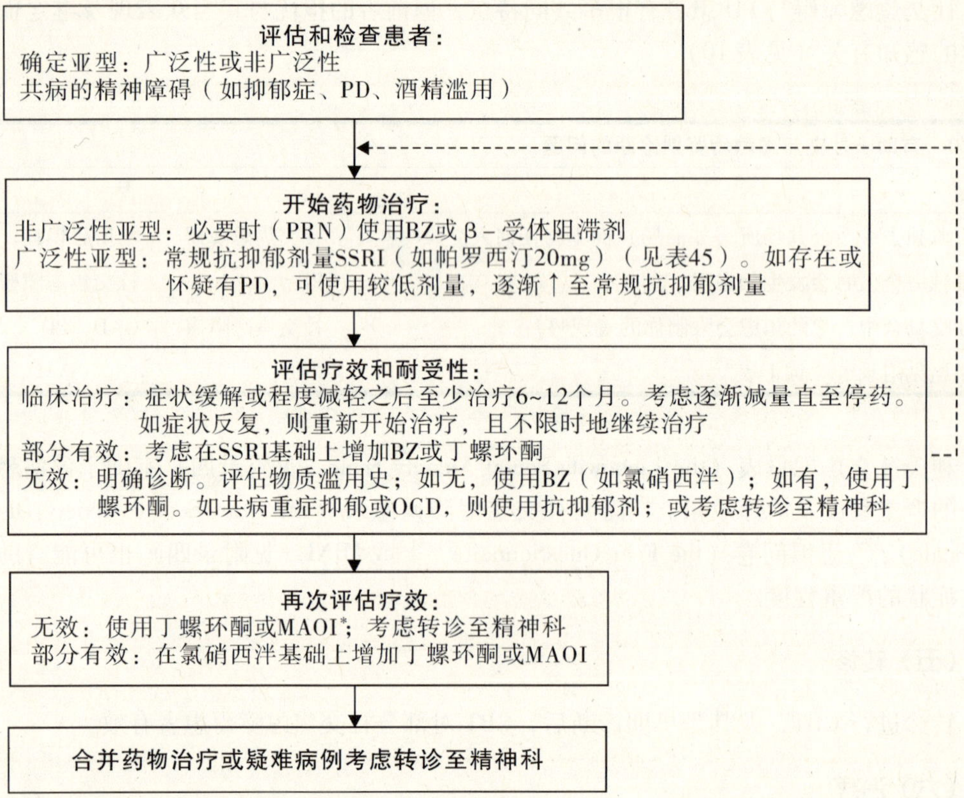

图 5　广泛性社交焦虑障碍的药物治疗方案[71]（缩略语见附录二“词汇表”）

＊由于 5－HT 综合征的风险，MAOIs 不应与 SSRIs 合用

（江帆译　马崔审定）

第二节　心境障碍

原发性心境障碍包括抑郁障碍［如重性（单相）抑郁障碍、恶劣心境］和双相障碍（包括躁狂发作）。本节主要阐述成年抑郁障碍，对青少年抑郁障碍和老年抑郁障碍也进行了简要概括。

一、重性抑郁障碍

抑郁障碍是一类慢性、易复发的常见疾病，患病率及死亡率较高，易导致卫生保健服务资源的过度消耗。[88][89] 目前虽然对抑郁障碍已有许多安全有效的治疗方法，但它仍常被误诊或漏诊，特别是在忙碌的初级保健机构，更容易出现不正确或不充分的抑郁障碍治疗（见表 11）。[90][91] 在美国，每年因抑郁障碍造成的损失至少为 430 亿美元，其中大部分是因患者过早死亡、旷工、劳动生产率下降导致的间接损失。该数额与冠状动脉疾病导致的社会经济损失相似，甚至远高于慢性肺部疾病等其他慢性疾病所造成的损失。[91]

表 11　抑郁障碍治疗不充分的原因[91]

组　别	因素
患者	缺乏对抑郁症状的认识；关注躯体主诉↑；对不治疗抑郁障碍可能存在的严重危害性缺乏认识；受医疗资源有限性的限制；治疗依从性差；有病耻感
医务人员	缺乏对抑郁障碍有效的治疗方法或医疗资源的教育；与情感障碍患者的沟通技巧差；确定抑郁障碍的诊断时间较长；缺乏客观的临床诊断指标
卫生保健系统	对精神障碍的医疗保险补偿不足；缺少受过专业培训的心理治疗师；医疗保健管理系统的转诊程序不健全

（一）流行病学

在初级保健机构中，10% 的患者可能患有抑郁障碍。[92] 女性抑郁障碍的终生患病风险高达 25%，男性为 13%；[3] 有趣的是，抑郁障碍的患病危险因素并不包括教育、收入及婚姻状况（见表 12）。

表 12　抑郁障碍的患病危险因素[90]

• 既往有抑郁障碍发作	• 既往有自杀企图
• 抑郁障碍的家族史	• 女性（单相抑郁）
• 起病年龄 <40 岁	• 最近有分娩史
• 合并躯体疾病	• 缺乏社会支持
• 生活应激事件	• 目前有物质滥用

抑郁障碍可发生在任何年龄段，最常见的起病年龄为 20～45 岁。一级亲属中重性抑郁障碍患病率比普通人群要高 3 倍。[93] 未经治疗的抑郁发作一般持续 6 个月。高达 60% 的首发患者会复发。当症状缓解后，患者通常可恢复到病前的功能水平。但约有 20% 的患者为部分缓解，其症状不完全符合诊断标准并持续数月至数年，还有部分患

者的全部症状会持续至少2年（慢性抑郁障碍）。10%的重性抑郁障碍会发展为慢性抑郁发作［如双相Ⅰ型障碍（见下文）］。重度抑郁障碍的自杀率约为15%。该病常与焦虑障碍、物质滥用及进食障碍共病。[13]

（二）病理生理学

（1）HPA、HPT、GH轴多种神经生化及其结构异常，即这些系统内某些特殊成分出现异常（如CRF↑，皮质醇↑）。

（2）这些神经内分泌系统在一定程度上受到去甲肾上腺素、5－羟色胺、乙酰胆碱、多巴胺和γ－氨基丁酸的调节；抑郁障碍患者存在许多神经递质的分泌和功能异常（见文献94、95）。

（三）临床表现

许多抑郁障碍患者表现为悲伤（流泪）和沮丧（郁闷），感到情绪低落或兴趣缺乏。悲伤也许是最早的表现，可通过观察肢体语言或面部表情得知。部分抑郁障碍患者不表现为悲伤，而表现为易激惹、焦虑或淡漠。在初级保健机构中，抑郁障碍患者常主诉躯体不适。[96]以下主诉更提示患者可能患有抑郁障碍，包括睡眠障碍、疲劳、非特异性的肌肉疼痛、背部疼痛、运动性紧张、呼吸急促。若患者的躯体主诉多样、含糊不清或夸大，则提示患者可能患有抑郁障碍。[97]症状可持续数日至数周；一些患者在症状充分表现之前可能经历一定的前驱期。

（四）诊断及筛查工具

以下列举了一些可靠的筛查工具（患者自评量表），比如MINI定式访谈（见附录四），有助于更好地识别抑郁症状并进行诊断访谈，尤其对初级保健医生十分有用（见表13）。[90][96][98]~[100]

表13　初级保健中抑郁障碍的筛查工具[90][96][98]

• 一般健康问卷（GHQ）	• 流调用抑郁自评量表（CES-D）
• 贝克抑郁量表（BDI）	• Zung抑郁自评量表（ZSRDS）
• 老年抑郁量表（GDS）	• 抑郁症状问卷（IDS）
• 哥德堡抑郁筛查量表（GSDD）	• 精神状态评估量表（PRIME-MD）
• 初级保健机构症状区分诊断系统（SDDS-PC）	• 汉密顿抑郁量表（HAM-D）

因为抑郁障碍患者可能存在注意力集中困难或回忆困难，也可能倾向于否认或辩驳某些症状，所以详细并直接的临床访谈对引出患者症状是十分必要的（见表14）。同样，躯体主诉可能使接诊医生首先考虑进行实验室检查或其他诊断，而忽略了精神科诊断。由于很多躯体疾病的症状也包括睡眠障碍、疲劳及非特异性的主诉，这就提示我们应该进一步询问患者是否存在内疚感、自杀倾向及自我评价降低等症状，以帮助明确诊断。

表 14　重性抑郁障碍的诊断标准*

- 几乎在至少持续 2 周的每一天里表现出≥5 项的下列症状；出现与以往功能不同的改变，并导致明显有临床意义的社交或职业功能缺损：
  - —几乎每天中的大部分时间都心境抑郁（如感到悲伤、空虚，流泪）①
  - —几乎每天中的大部分时间，对所有或几乎所有活动的兴趣或乐趣都显著↓①
  - —显著的体重↓（未节食）或体重↑（一月内体重变化超过原体重的 5%）
  - —失眠或嗜睡
  - —精神运动性激越或迟滞
  - —疲倦或缺乏精力
  - —无价值感，过分或不恰当的内疚或罪恶感
  - —思考或注意力集中能力减退，犹豫不决
  - —反复想到死亡或者自杀、自杀企图或实施自杀的特殊计划
- 患者既往无躁狂、轻躁狂或混合发作

①若诊断，至少需满足≥1 项

*经许可改编自文献 13

问诊的内容应涉及患者婚姻、职业及学习状况。精神检查还应询问自杀意念方面的相关信息。[90] 通过询问一些简短的问题可评估患者的自杀风险（见表 15）。接诊医生应该主动谈及自杀的话题；如果有合适的时机，很多患者会直接谈及自杀。[101]

表 15　评估自杀风险的提问*

- “你曾经有想到死亡，或想过自杀吗？”

如果回答“有”，则进一步询问：
  - —你有自杀计划吗？
  - —有可行的方法（枪、子弹或毒药）吗？
  - —你曾经实际预演过，或实践过如何杀死自己吗？
  - —你常常会冲动吗？
  - —你能抵抗自杀的冲动吗？
  - —你是否曾经听见声音命令你去伤害或自杀？
- 询问既往的自杀企图，特别是自杀意图的程度
- 询问家庭成员的自杀史

*经许可改编自文献 101

《精神疾病诊断与统计手册》（第 4 版）（DSM-Ⅳ）详细列举了抑郁障碍各种亚型的诊断标准，如精神病性抑郁（伴有幻觉、妄想）、非典型抑郁及忧郁性抑郁。表 13 中的一些量表可以用于评估抑郁症状的严重程度及病情改善的程度。虽然在此不讨论 DSM-Ⅳ心境障碍中的 3 种亚型（如月经前焦虑障碍、轻度抑郁障碍、反复发作的短暂

性抑郁），但这些疾病均可能导致有临床意义的功能损害，并可能需要治疗。[13]

高达1/4的严重躯体疾病患者［如糖尿病、获得性免疫缺陷综合征（AIDS）、心肌梗塞、癌症、卒中］往往会伴发抑郁障碍。[102] 遗憾的是，当出现这种情况时，内科治疗会变得更复杂，抑郁障碍的预后也更差。[13] 临床医生必须注意区分重性抑郁障碍、躯体疾病所致抑郁障碍、物质滥用所致抑郁障碍及痴呆（尤其是老年患者）伴发的抑郁障碍（见表16）。[90] 暂无重性抑郁障碍的实验室诊断依据。

表16 可伴发抑郁症状的躯体疾病*

系统	举例
心血管系统	心肌病、脑缺血、充血性心力衰竭、心肌梗死
神经系统	阿尔茨海默病、多发性硬化、帕金森病、头部创伤、发作性睡病、脑部肿瘤、威尔逊氏病
癌症	胰腺癌、肺癌
内分泌系统	甲状腺功能减退症、甲状腺功能亢进症、库兴氏病、艾迪生氏病、甲状旁腺功能减退症、甲状旁腺功能亢进症、低血糖症、嗜铬细胞瘤、卵巢或睾丸功能减退或消失
传染病	梅毒、单核细胞增多症、肝炎、获得性免疫缺陷综合征、结核病、流行性感冒、脑炎、莱姆病
营养缺乏	叶酸、B_{12}、B_6、B_2、B_1、铁

缩略语见附录二“词汇表”

*经许可复制自文献103

（五）转诊

（1）若存在以下因素，应考虑转诊至精神科：明确诊断，合并药物治疗或难治性案例的处理，进行心理治疗（以应对生活危机或困难），患者及其家庭的教育，或电抽搐治疗（ECT）。

（2）若需要开展心理治疗，建议转诊至心理学家或社工。

（3）对伴有精神病性症状、自杀企图或既往有自杀企图史的抑郁障碍患者，应及时转诊至精神科。

（六）治疗

治疗目标是减少和消除抑郁症状，恢复患者社会功能至病前水平，减少复发的可能性。通过抗抑郁药治疗、心理治疗或联合治疗，可实现该目标。[104]

（1）概述：抑郁障碍的全程治疗包括急性期、巩固期和长期（维持期）治疗。若急性期治疗有效，则巩固治疗可预防症状复燃（在急性发作后6个月内症状再现）。若症状消失6个月以上且复发风险不高，则可停止巩固期治疗。但是，若症状完全缓解数月或数年后又出现（复发），则需要维持治疗以预防远期复发。[93][104] 卫生保健政策与研究机构（AHCPR）出版了特别为初级保健医生制定的重性抑郁障碍治疗指南。[104]

（2）抗抑郁药的选择：所有的抗抑郁药疗效相同，但药物的副作用、服药方法及既往疗效、合并的躯体疾病或精神障碍、药物间潜在的相互作用及费用问题均可能导致不同的患者适合不同的药物（见图6和表17）。[93] 医生的经验和患者对药物的偏好也可能影响药物的选择。不管选用何种抗抑郁药，必须使用足剂量并至少治疗4～6周后才能充分评估其临床疗效。[105] 约70%的抑郁障碍患者经适当的治疗后可好转。总体来说，SSRIs便于使用，耐受性和安全性也优于TCAs，故是治疗急性、不复杂的重性抑郁障碍的一线用药。其他一些新型抗抑郁药（包括文拉法辛、奈法唑酮、米氮平）由于副作用小的优势，也可能成为一线治疗用药选择。

（3）共病：若患者合并躯体疾病，抗抑郁药的选择就很重要（见表17），因为药物的某种副作用可能改善或恶化其潜在的躯体状况。[93] 当两种或多种精神障碍共病时，医生应着重治疗原发病或更严重的疾病，因为其他合并的疾病可能随着这些疾病的好转而改善（见表18）。

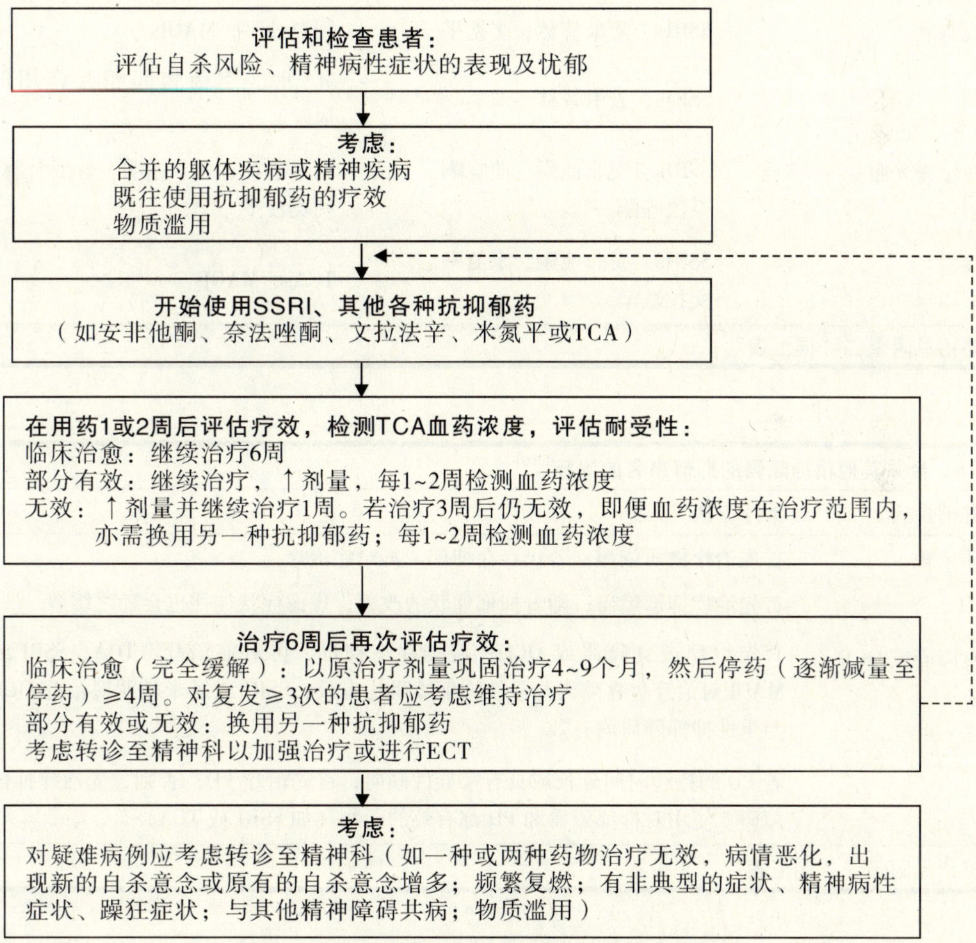

图6　急性重性抑郁障碍患者的药物治疗方案

（改编自文献104，同时见文献106；缩略语见附录二“词汇表”）

高达90%的心境障碍患者存在抗抑郁药治疗依从性的问题。[104] 初级保健医生应向患者、家属及熟人提供书面和口头的教育，告知他们遵嘱治疗的重要性以及抗抑郁药起效慢及有副作用等。

表 17 合并躯体疾病的抑郁障碍的抗抑郁药选择[93][102][103]

合并的躯体疾病	建议使用	避免使用
心脏病（冠心病、体位性低血压、心律失常）	SSRIs、安非他酮、米氮平	TCAs、MAOIs、曲唑酮（?）
抽搐、头部外伤	SSRIs、MAOIs、地昔帕明、文拉法辛、米氮平	马普替林、氯米帕明、安非他酮及其他 TCAs
卒中	SSRIs、去甲替林	
痴呆	SSRIs、曲唑酮、安非他酮	阿米替林、氯米帕明、普罗替林、阿莫沙平及其他 TCAs
帕金森病	SSRIs、阿米替林、多塞平	阿莫沙平、MAOIs
哮喘	SSRIs、去甲替林	MAOIs（↑药物间相互作用的风险）
闭角型青光眼	SSRIs、安非他酮、曲唑酮、奈法唑酮	阿米替林、氯米帕明、普罗替林、阿莫沙平
癌症	SSRIs、安非他酮、米氮平、文拉法辛	TCAs、MAOIs
缩略语见附录二“词汇表”		

表 18 合并其他精神障碍的抑郁患者的治疗[106]

合并的疾病	治疗方法
物质依赖	首先治疗物质依赖；若仍存在抑郁，再对症治疗
GAD	首先治疗抑郁障碍；随着抑郁症状的改善，焦虑症状往往也会随之缓解
进食障碍或 OCD	首先治疗进食障碍或 OCD；若仍存在抑郁，再对症治疗。TCA、SSRI 或 MAOI 对治疗进食障碍与重性抑郁障碍均有效；SSRI 或氯米帕明对治疗 OCD 与重性抑郁障碍均有效
PD	若 PD 的持续时间延长或具有家族性倾向，首先治疗 PD；否则，先治疗抑郁障碍。使用对抑郁障碍和 PD 都有效的药物（如 SSRI 或 TCA）
缩略语见附录二“词汇表”	

二、青少年抑郁障碍

青少年抑郁障碍可导致学习成绩下降、同学关系恶化及家庭矛盾。自杀是青少年抑郁障碍最严重的后果之一。因此，及时的诊断和治疗很重要。[107]

（一）流行病学

约5%的青少年患有抑郁障碍，女孩的发病率通常是男孩的两倍。[108]临床医生在治疗成年抑郁障碍患者时，应考虑其家中小孩也可能患有抑郁障碍。反之，在治疗患有抑郁障碍的小孩时，也应考虑其父母或兄弟姐妹可能患有抑郁障碍。青少年抑郁障碍与焦虑障碍、物质滥用的高共病率可能增加自杀风险。[107]儿童和青少年自杀的征兆包括关注自杀的话题、流露出自杀念头、尝试自杀前准备和做“最后的安排”，例如赠送珍爱的物品给他人或立遗嘱。其他的预警征兆有睡眠模式、饮食习惯、在校表现及行为的突然或极端的改变。出现个性改变的儿童也可能存在自杀风险，例如难以解释的紧张、暴怒，或对外表及健康漠不关心。

至少50%的青少年抑郁障碍患者会在起病后3年内复发。研究表明，青少年抑郁障碍有发展为成年抑郁障碍的风险，且1/3的患者可能转为躁狂发作。[108]

（二）临床表现

青少年抑郁障碍患者与成年抑郁障碍患者表现出很多相似的特点（如烦躁不安和无价值感、兴趣和动力缺乏、自我评价低、注意力不集中、精力减退和自杀意念），[109]但某些症状是独特的，如易激惹。青少年抑郁障碍患者可能抱怨每件事，或有坏脾气，或对未来失去信心。患者父母可能称他们与患者相处不好，而患者也说自己与朋友们相处不好。这些患者常有被孤立感，因为他们觉得没有人能理解或帮助他们。

（三）诊断及筛查工具

青少年抑郁障碍患者会采取一些极端的方式在朋友、家人和老师面前隐藏自己的症状（例如流泪、经常哭泣）。由于这些青少年表面上并没有表现出抑郁，故有时会漏诊。包括其家庭成员在内的访谈，有助于澄清患者外在改变（食欲、睡眠、在校行为）的原因。[108]

（四）治疗

心理治疗对患者及其家属均有帮助，并通过教育使他们了解抑郁障碍的生物学基础，亦能帮助青少年明白罹患该疾病并不是他们的错。[108][110]

虽然TCAs可能对青少年抑郁障碍的疗效相对较差，[108]但治疗青少年抑郁障碍的药物选择仍与治疗成年抑郁障碍类似。SSRIs对儿童和青少年抑郁障碍有效，耐受性及安全性均较好，尤其是当药物过量时。[111]在所有的同类药物均治疗无效后，方可换用另一类药物。一旦明确某种SSRIs治疗有效，应继续使用适当的剂量至少维持治疗1年以预防复发。因为TCAs的副作用（如镇静、体重增加、口干和便秘）对青少年患者影响较大，故通常在SSRIs治疗失败后才考虑选用TCAs。有报道表明，儿童在接受TCAs治疗中会出现严重的心脏副作用（包括猝死）。

三、老年抑郁障碍

社区居住的老人罹患抑郁障碍是一个重大的公共卫生问题，它常存在诊断和治疗不足的问题。其症状可能与正常老龄化或合并躯体疾病有关。[103][112]

（一）流行病学

根据DSM-Ⅳ诊断标准，重性抑郁障碍在老年人中并不多见（1% ~2%），但高达20%的老年人因存在抑郁阈下的症状而导致功能残疾和损害。[89][112] 在住院或养老院的老年人中，甚至有40%的老年人表现出某种形式的抑郁。[113]

（二）临床表现

老年抑郁障碍的起病较隐匿，不像年轻患者起病那么明显，故可能被误认为是正常老龄化或合并躯体疾病的表现。老年人可能主诉睡眠改变、食欲缺乏或体重减轻、冷漠、无力或社会退缩。老年患者的抑郁症状可能增加其躯体功能衰退的风险。同时，初级保健医生应意识到未经治疗的老年抑郁障碍患者的自杀率较高，特别是高加索男性。[112]

（三）治疗

一旦确认，老年抑郁障碍与青少年抑郁障碍一样是可以治疗的。抗抑郁药对老年抑郁障碍患者的疗效与对年轻患者一样，但前者出现药物副作用的风险可能更高（见“老年人用药”，第124页）。由于老年患者常服用多种药物，故药物间相互作用也可能更复杂。

在TCAs类药物中，使用较多的是去甲替林或去甲丙咪嗪，因为这两种药物较少引起体位性低血压和其他副作用。SSRIs对治疗老年抑郁障碍有效，耐受性和长期疗效均较好。[115] 安非他酮的疗效和耐受性也较好，但可能引起激越。奈法唑酮和曲唑酮有镇静作用，这对治疗焦虑不安有效，但会引起严重的体位性低血压。MAOIs和ECT均为有效的治疗手段，尤其后者对治疗严重抑郁或伴有妄想的患者有效。无论使用哪种抗抑郁药，小剂量、缓慢加量及维持治疗以避免症状复燃都是正确的治疗方法。

四、恶劣心境

恶劣心境是一种慢性持续存在的抑郁心境（至少持续≥2年），比未达到重性抑郁障碍诊断标准的其他抑郁症状的持续时间还长。它与重性抑郁障碍不同，但往往在其基础上会发生重性抑郁障碍，即所谓的双重抑郁。

（一）流行病学

恶劣心境的终生患病率为6.4%，[3] 女性患者至少是男性的两倍。恶劣心境是一种慢性疾病，常发展为重性抑郁障碍。它常导致社会功能的严重损害，仅次于充血性心力衰竭（CHF）。[116] 与普通人群相比，恶劣心境在重性抑郁障碍患者的一级亲属中更常见，并常与人格障碍、焦虑障碍和物质滥用共病。[13]

（二）病理生理学

（1）与其他心境障碍一样，病因未明。

（2）病理生理学机制可能与重性抑郁障碍类似。

（三）临床表现

在恶劣心境患者中，精力减退、兴趣丧失、社会退缩、自罪感或能力下降比睡眠或饮食改变等植物神经系统症状更常见。[13]很多患者称“我一直就是这样”，或感觉自己总是处于沮丧状态。

（四）诊断及筛查工具

恶劣心境的诊断（见表19）是困难的，因为其症状与重性抑郁障碍相似，但持续时间和严重程度不同（持续时间更长、程度较轻）。[89]重性抑郁障碍是间歇性的，与平时正常的状态不同；而恶劣心境是持续性的，可能被误认为这种心境就是平时的基本状态。[116]由于恶劣心境患者可能认为情绪低落仅为性格的一部分，故需采用直接提问法引出症状。MINI（见附录四）在初级保健机构或许是一种有效的筛查工具。

表19　恶劣心境的诊断标准*

在至少2年的大多数日子里，每天绝大多数的时间中表现为心境低落
• 当抑郁时，患者至少有下列2项症状： —食欲↓或贪食 —失眠或睡眠过多 —精力减退或疲乏感 —自我评价过低 —集中注意力困难或难以作出决定 —绝望感
• 在2年的病程中： —没有持续>2个月的心境正常期 —从无重性抑郁障碍发作 —从无躁狂发作、混合性发作或轻躁狂发作
• 以上症状并非药物、物质滥用或躯体疾病（如甲状腺功能减退）导致的直接后果
• 对患者造成了有明显临床意义的苦恼，导致其社会、职业或其他重要功能领域的损害

*经许可改编自文献13

ⓒ版权所有1994年，美国精神病学协会

（五）转诊

虽然目前提倡把药物治疗作为一线治疗方案，但仍需辅以心理治疗以帮助患者完全康复。

（六）治疗

SSRIs 或 TCAs 对治疗恶劣心境通常有效，但在治疗前 2～3 个月内可能效果不明显。[116]应参考重性抑郁障碍治疗指南进行治疗。因为恶劣心境具有慢性的特点，故长期维持治疗（≥1 年）有助于稳固急性期的疗效。

五、双相障碍

双相障碍系指躁狂或轻躁狂发作与抑郁发作交替出现（见表20）。双相障碍通常起病较早，会明显地损害学习成绩、工作技能以及社交和人际关系的发展。

表 20　双相障碍不同类型的特征

类型	特征
双相Ⅰ型	≥1 次躁狂发作或混合发作，通常有重性抑郁障碍发作
双相Ⅱ型	≥1 次轻躁狂发作并≥1 次重性抑郁障碍发作，无躁狂发作
混合发作或心境恶劣	躁狂和抑郁症状同时出现
快速循环型	在过去 12 个月中，有≥4 次心境障碍发作

（一）流行病学

约 1.3% 的美国成人患有双相障碍。双相障碍通常起病于 15～19 岁，但可能在数年后才开始治疗。与重性抑郁障碍不同，双相Ⅰ型的发病率无性别差异，在患者一级亲属中较常见。双相Ⅱ型较双相Ⅰ型少见，且多见于女性，尤其在产后妇女中可能更常见。双相障碍是一种慢性、易复发、间歇发作的疾病。大多数患者（80%）在经历一次躁狂发作后会复发；即使不是绝大多数患者，但对很多患者而言，疾病严重程度会随着发病次数的增加而逐步加重，治疗难度也越来越大；许多患者其疾病发作的循环周期会缩短，并稳定在每年发作 1～2 次。一个典型的未经治疗的双相障碍患者在一生中可能发作 10 次或以上。[117]约 25% 的双相Ⅰ型患者出现过自杀企图，15% 的患者出现过自杀行为。[13]

（二）病理生理学

神经内分泌（如 HPA、HPT）、神经递质（如 NE、5－HT、DA、GABA、ACH）、第二信使系统和脑影像学的异常改变。[94]

（三）临床表现

双相障碍的首次发作可以是躁狂（男性多见）或抑郁（女性多见），可能数年后才转相。[117]抑郁状态的患者（如双相抑郁）会表现出抑郁的典型特征，但有些症状（如睡眠过多、精神运动性迟滞）可能更多见于双相抑郁。双相抑郁的持续时间较单相抑郁短，比躁狂或轻躁狂相长。

躁狂状态的典型表现是情绪高涨，但也有部分患者表现出混合发作的特征（见表

20）。虽然这种特征看上去可能是欣快、有感染力的，但其家属或熟人能意识到这种情绪是过度的或易激惹的。[13]躁狂患者可能持续几天不睡觉却不感到疲倦；说话大声、快速，带表演性。服饰和装束突然变得与以往一贯的风格不同（例如穿着挑逗性的衣服）。

躁狂患者通常不认为他们有病，因此拒绝治疗。另外一些特征将在以下的诊断标准中提及（见表 21）。[13]

（四）诊断及筛查工具

双相障碍有很多亚型，可根据患者最近一次发作的临床相或某些症状特征进行分型；具体内容可参照 DSM-Ⅳ。[13]目前暂无双相障碍具有诊断意义的实验室检查。MINI（见附录四）可能对辨别躁狂或轻躁狂有用。

躁狂需要与精神分裂症和躯体疾病引起的情绪障碍（如帕金森病、卒中、甲状腺疾病、自身免疫疾病、病毒感染和某些癌症）相鉴别。[13]起病在 40 或 50 岁以上的躁狂，也可能系躯体疾病或其他药物引起。轻躁狂发作可能会与重性抑郁缓解后的心境改善相混淆，必须排除物质滥用导致的情绪改变。此外，双相障碍Ⅱ型患者通常不能回忆轻躁狂发作的情况，故需从家庭或其他外界途径收集信息。[117]

表 21　双相障碍的诊断标准*

分型	诊断标准
双相Ⅰ型	• 存在一次躁狂发作（持续并显著的心情高涨或易激惹，至少≥1 周） • 通常存在重性抑郁障碍发作① • 躁狂发作引起职业功能、社交及个人活动的严重损害，或病情严重需要住院治疗，或出现精神病性症状
双相Ⅱ型	• 存在一次重性抑郁发作 • 存在一次轻躁狂发作（持续并显著的心情高涨或易激惹，至少≥4 天） • 无躁狂发作 • 无幻觉或妄想，无须住院治疗 • 症状引起有临床意义的苦恼（但不是显著的），导致社交或职业功能的损害
双相Ⅰ型和双相Ⅱ型（混合）	在心境障碍期至少明显出现以下 3 项症状（若心境表现仅为易激惹，则需≥4 项症状）： —自我评价↑或夸大 —睡眠需求↓ —说话比平时增多，或说个不停 —意念飘忽，或主观体验到思维在“赛跑” —注意力分散（注意力容易为不重要的或无关的外界刺激所吸引） —目标性指向活动↑，或有精神运动性激越 —为图一时之乐，过多地参加很可能带来痛苦后果的活动（如轻率的性行为、狂购乱买、不明智的投资）

①参见表 14

*经许可改编自文献 13

（五）转诊

（1）对可疑的双相障碍患者，及时进行精神科评估。

（2）对存在自伤或伤害他人风险的严重躁狂或抑郁患者，应立即将其转诊住院治疗。

（3）对稳定期患者及其家属提供集体或个人的健康教育咨询，如用药依从性（血药浓度的监测，服用锂盐的相关饮食问题）、对物质滥用的认识、养成有规律的睡眠习惯和合理应对压力。

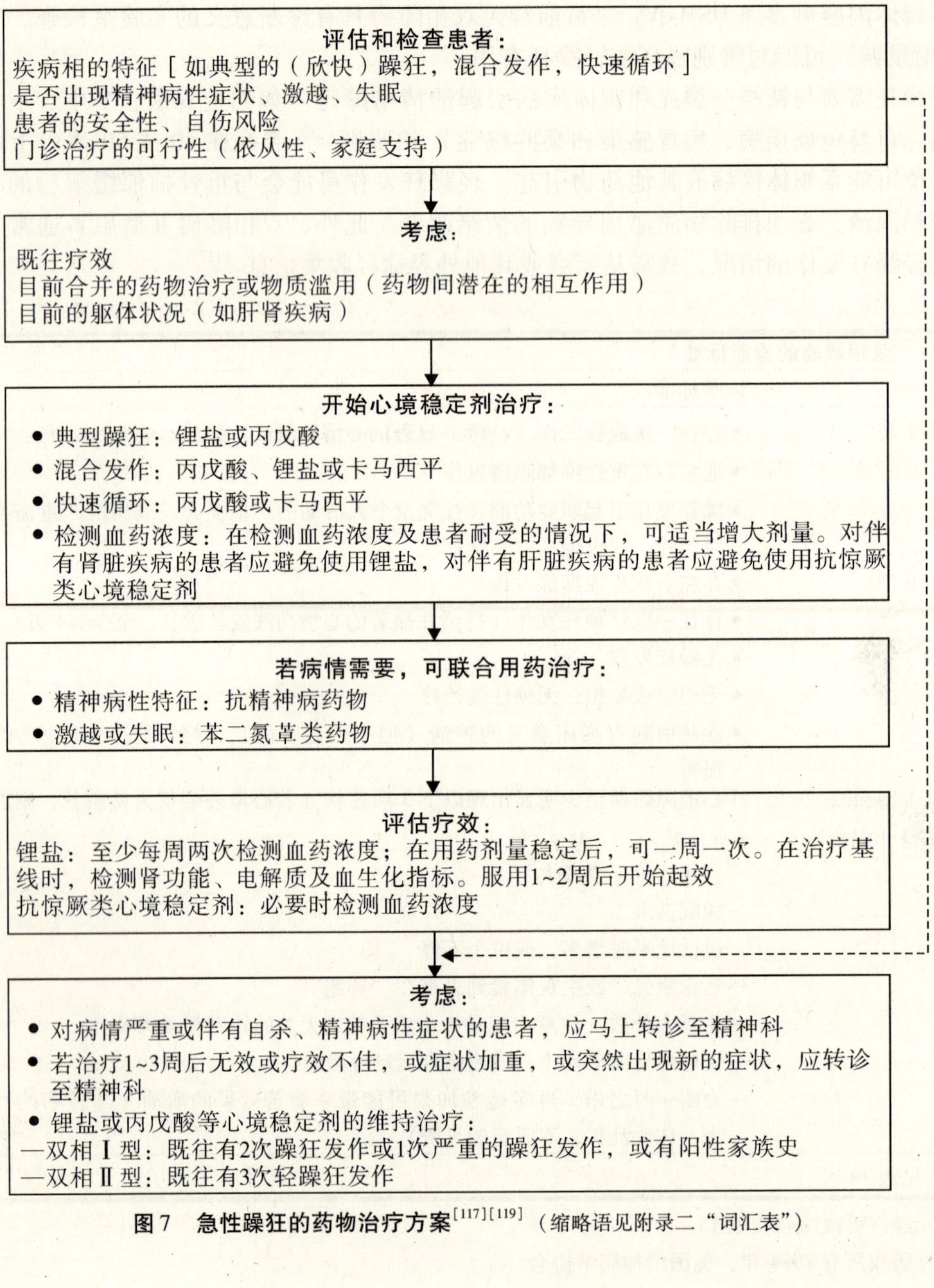

图7　急性躁狂的药物治疗方案[117][119]　（缩略语见附录二“词汇表”）

（六）治疗

主要治疗目标是通过减少发作次数、发作的严重程度和稳定发作间期的情绪来降低发病率和死亡率。[117] 急性期治疗根据患者当时所处的躁狂相或抑郁相来采取相应的措施。目前，我们对治疗躁狂的方法比对双相抑郁的更多，因为双相抑郁的治疗方法很大程度上是基于单相抑郁的治疗经验。[117]~[119]

双相障碍患者治疗依从性差的原因主要有以下四点：第一，躁狂患者常常否认他们有病，认为没有必要治疗。第二，很多患者（尤其是在轻躁狂期）乐于接受这种在躁狂状态下的额外兴奋和心情愉悦的感觉。第三，很多双相障碍患者的药物治疗方案非常复杂，每日需服用一种或多种药物。采用两种或三种心境稳定剂和一种抗抑郁药同时治疗的情况并不少见。第四，一些患者对药物副作用不能接受或无法耐受。初诊医生可以通过提高患者治疗的依从性、增强应对应激的能力和养成良好睡眠习惯等方法来减少躁狂快速循环的风险。

（1）急性躁狂发作：对典型的、欣快的急性躁狂患者，可选择锂盐或丙戊酸治疗（见图7）。锂盐对约80%的患者在治疗2周内起效。卡马西平或丙戊酸更适合治疗双相障碍混合发作和快速循环型（发作≥4次/年），也适用于对锂盐不能耐受或无效的患者。在用锂盐治疗的第一周，使用抗精神病药物或苯二氮䓬类药物可以起到快速稳定情绪的作用。对治疗抵抗的躁狂患者需采用联合用药，辅以非典型抗精神病药物（如氯氮平、奥氮平、喹硫平和利培酮）或采用ECT[117]~[119]。对急性躁狂，某些钙离子通道阻滞剂可能有稳定心境的治疗作用。对快速循环型，甲状腺激素及新型抗癫痫药物（如加巴喷丁、拉莫三嗪）亦可能有一定的疗效。

译者注：《加拿大双相障碍治疗指南》（2009年版）推荐锂盐、丙戊酸和几种非典型抗精神病药作为一线药物治疗急性躁狂，但不推荐使用奥氮平+卡马西平。

（2）急性双相抑郁：对双相Ⅰ型的抑郁发作，通常需要在抗抑郁药治疗的基础上合并心境稳定剂治疗（如锂盐、丙戊酸、卡马西平）（见图8），这往往在治疗双相Ⅱ型的抑郁发作和轻度抑郁发作时被忽略。心境稳定剂不但有治疗急性抑郁的作用，且单一治疗也可能有效[121]~[123]，但对大多数双相抑郁患者而言，还需要用SSRIs或安非他酮等抗抑郁药治疗。[124] 同时应选用耐受性好、转躁风险小的SSRIs。TCAs因其过量时的致死性（尤其是对自杀企图患者），应避免使用。抗抑郁药需使用6~8周才能评估该药是否有效。对失眠患者，可辅以苯二氮䓬类药物治疗。对难治性双相抑郁患者的治疗更复杂，可换用另一类抗抑郁药（如MAOI），或采用ECT（尤其是对有精神病性症状的双相抑郁）。[117][119][121] 这类患者往往有较高的自杀风险，可能需转诊至精神科。

译者注：《加拿大双相障碍治疗指南》（2009年版）对双相障碍抑郁发作，推荐单用锂盐、拉莫三嗪或喹硫平进行治疗，奥氮平+SSRI、锂盐或丙戊酸+SSRI为一线治疗方案。

评估和检查患者：

疾病相的严重程度
是否出现精神病性症状、失眠
患者的安全性、自伤风险及其他

↓

考虑：

既往疗效，快速循环？
目前合并的药物治疗或物质滥用（药物间潜在的相互作用）
目前的躯体状况

↓

开始心境稳定治疗（见图7）：

- 轻至中度症状：加用抗抑郁药（如SSRI或安非他酮）
- 重度症状：加用抗抑郁药（如SSRI或安非他酮）
- 精神病性症状：加用抗抑郁药和非典型抗精神病药或进行ECT
- 若考虑患者为快速循环型，则避免使用TCAs

↓

若病情需要，可联合用药治疗：

失眠：苯二氮䓬类药物或有镇静作用的抗抑郁药

↓

数天后评估疗效：

监测心境稳定剂治疗疗效（见图7）
锂盐或丙戊酸等心境稳定剂的维持治疗：
—双相Ⅰ型：既往有2次躁狂发作或1次严重的躁狂发作，或有阳性家族史
—双相Ⅱ型：既往有3次轻躁狂发作

↓

考虑：

- 对重度的双相抑郁患者，或伴有自杀及精神病性症状，应立即转诊至精神科或住院治疗
- 若治疗1~3周后无效或疗效不佳，或症状加重，或突然出现新的症状，应转诊至精神科
- 若要进行健康教育、集体治疗、家庭咨询及心理治疗，亦可转诊

图8　急性双相抑郁的药物治疗方案[117][119]（缩略语见附录二“词汇表”）

关于治疗双相抑郁的争议重点是使用抗抑郁药治疗是否会诱发躁狂或缩短疾病循环周期。[125][126] 目前较为明确的是 TCAs 可能引起 30% ~70% 的双相抑郁患者转为躁狂或轻躁狂，[121] 但这并不意味着疾病的循环周期或转相频率有所改变。那么是否所有的抗抑郁药都会增加转躁风险，有没有一些转躁风险较小的抗抑郁药？关于这些问题，目前尚不清楚。因为至今并没有系统评估抗抑郁药与安慰剂治疗发生转躁风险的对照研究，而且有些未经治疗的双相抑郁患者本身就比抗抑郁药诱发的躁狂有更多的转躁风险。SSRIs、MAOIs 或安非他酮的转躁风险可能较小，或许可能只引起轻度或短暂的躁狂发作，[121][127] 但这些尚未最终明确。对有快速循环发作史的患者，应尽可能短暂地使用最小有效剂量的抗抑郁药。

（3）巩固和维持治疗：一旦患者急性抑郁发作的病情稳定后，应继续使用心境稳定剂以预防转相，并逐渐减少抗抑郁药的剂量。心境稳定剂的维持治疗（可能终生用药）可预防疾病复发。[117][119] 锂盐维持治疗可降低躁狂和双相抑郁的发生频率，减轻疾病的严重程度，并稳定疾病循环期间的情绪；同时，还可减少疾病死亡的风险。[122] 越

来越多的资料表明丙戊酸对维持治疗是有效的，其耐受性可能比锂盐更好。[117][119][128]一些非典型抗精神病药物（如奥氮平、利培酮、喹硫平、氯氮平）可能也有稳定心境的作用，但至今尚未得到对照研究的证实。

（张璐璐译　马崔审定）

第三节　失眠症

在所有的睡眠障碍中，初级保健医生最常见到的是原发性失眠。失眠和白天过度困倦严重影响患者的健康、职业和社会功能。失眠患者发生严重事故的风险可能更大。[129]虽然存在有效的干预措施，但如果没有正确诊断，短期失眠仍可发展为慢性失眠，后者的治疗依从性更差。其他的原发性睡眠障碍，包括睡眠过多（过度困倦>1 个月）、发作性睡病（不可抗拒的睡眠发作）或昼夜节律睡眠障碍（由时差、轮班工作引起），不在本手册中讨论。

一、流行病学

人群中主诉失眠的 1 年患病率为 30%～40%；在睡眠障碍门诊中，约 15%～25% 主诉失眠的患者被诊断为原发性失眠。[13]该病更常见于女性，患病率随年龄增长而增加；[130]成年前期原发性失眠罕见。年轻人中主诉入睡困难是最常见的，而老年人中早醒和夜间频繁觉醒更为常见。原发性失眠的原因多种多样；该病常在应激期间突然发生，而在急性应激源消除后仍可能持续很长时间。

二、病理生理学

急性期症状通常由与生活事件有关的应激、旅行（跨时区，在陌生的环境中睡觉）、睡眠卫生不良、对床或睡眠的条件性焦虑引起。[130]

三、临床表现

原发性失眠患者主诉经常出现难以入睡和间断觉醒。他们可能主诉焦躁不安或睡眠质量不良（非恢复性的，即不解乏）。患者白天可能感觉易激惹、精力和注意力下降。[13]患者难以入睡的先占观念和睡眠挫败感可能使睡眠障碍反复循环下去。失眠患者的睡眠卫生往往很差。例如，患者即便已经难以入睡、感到气馁或焦虑，但仍会躺在床上，因此形成一种无法在床上入睡的负性条件反射。慢性原发性失眠可能是情感障碍或焦虑障碍早期症状的一个危险因素。[130]不恰当地使用酒精或催眠药物来促进睡眠，或使用兴奋剂或咖啡因来维持白天的清醒可能引发物质滥用障碍。

四、诊断及筛查工具

当患者主诉入睡困难、维持睡眠困难或存在非恢复性的睡眠，持续1个月或以上，即可诊断为原发性失眠（见表22）。[13]

表22 原发性失眠的诊断标准*

- 入睡或维持睡眠困难，或存在非恢复性（不能消除疲劳感）的睡眠≥1个月
- 临床上明显感到痛苦，或社会、职业及其他功能受损
- 其发生与另一种原发性睡眠障碍无关，不是由于某种精神疾病（如抑郁症）或内科疾病或使用物质/药物所致

*经许可改编自文献13

早醒可能提示有抑郁症，入睡困难可能提示存在某种焦虑障碍，与呼吸不适或濒死感有关的早醒可能提示有PD。[131]家庭成员或床伴可提供有关睡眠中打鼾或行为问题（如噩梦、呼吸暂停、不宁腿综合征等）的重要信息。必须排除由共病的情感障碍或焦虑障碍、躯体疾病或物质滥用（如酒精、咖啡因、尼古丁）引起的失眠症状。

患者完成2周的睡眠日志可能有助于明确具体症状和睡眠模式。记录包括进餐时间、上床时间、觉醒的次数和时间、酒精和药物的使用情况（见表23）、运动及睡眠时长。[130]

表23 可能引起失眠的药物[130]

类别	常见药物
抗胆碱能药	异丙托溴铵
抗高血压药	β-受体阻滞剂、可乐定、甲基多巴、利血平
抗肿瘤药	柔红霉素、戈舍瑞林、干扰素α、利普安、安宫黄体酮、喷司他丁
中枢神经系统兴奋剂	哌甲酯
激素	可的松、口服避孕药、孕激素、甲状腺制剂
拟交感胺类	支气管扩张剂、减充血剂、茶碱
其他	咖啡因①、左旋多巴、尼古丁、苯妥英、奎尼丁

①通常包括在OTC的止痛药或伤风感冒药中

缩略语见附录二“词汇表”

除了睡眠实验室检查异常外（见文献13），并没有明确的检验或查体发现来协助诊断原发性失眠。但患者可能会面容疲倦，也可能有与压力相关的紧张性头痛、消化不良或肌紧张。[13]

五、转诊

如无法通过短期药物治疗改善慢性失眠症状，或存在白天过度困倦、睡眠相关的心肺问题或异常睡眠行为的患者，需转诊至睡眠医学专家。[131]

六、治疗

多采用短期药物治疗（见表 24）结合教育和行为干预的方法来治疗原发性失眠。[130][132]虽然催眠药物起效更快，但有必要改变与睡眠卫生有关的行为以长期保持良好的睡眠习惯。很少资料支持慢性失眠患者可长期使用苯二氮草类药物。

表 24　原发性失眠的药物治疗原则[130]

• 使用最低有效剂量	• 逐渐停止治疗
• 间断用药（2～4 次/周）	• 监测反跳性失眠
• 鼓励短期使用（≤4 周）	

包括苯二氮草类药物和唑吡坦在内的催眠药通常用于失眠的短期治疗，非巴比妥类催眠药（如水合氯醛）较少使用。药物的选择应根据症状类型和患者特点。限制性胸部疾病（因病态肥胖所致）或阻塞性睡眠呼吸暂停的患者应避免使用催眠药。[131]

（1）苯二氮草类药物和唑吡坦：长半衰期苯二氮草类药物（如氟西泮、夸西泮）可能会减少夜间觉醒或白天的焦虑，但白天困倦（宿醉）可能是一个问题，尤其是容易跌倒的老年人。[133]长期使用长效制剂出现反跳性失眠的可能性较小，有非活性代谢产物的短效或中效制剂［如替马西泮（见表 68）、唑吡坦］可快速诱导睡眠，白天的困倦并不常见，但停药可能引起反跳性失眠。[130][131]唑吡坦（见第 96 页）可能比苯二氮草类药物的耐受性更好。促进睡眠的非处方药（Over-the-counter，OTC）［即苯海拉明（Nytol，Sominex）等抗组胺药］并不一直有效，且可能损害睡眠质量及次日状态，[130]还可能引起老年患者的意识障碍。

译者注：与唑吡坦类似，扎莱普隆也是一种非苯二氮草类药物，可快速诱导入睡，对记忆力和精神活动的影响最小。但对于频繁觉醒或早醒的患者，唑吡坦和扎莱普隆的效果都不理想。

（2）抗抑郁药：虽然关于疗效的对照研究资料仍很少，但有镇静作用的 TCAs（如三甲丙咪嗪、阿米替林）、多塞平（见表41）和曲唑酮已普遍用于失眠的短期治疗。这些制剂存在抗胆碱能副作用和体位性低血压等，可能影响心脏传导，过量时有一定的危险。

（江帆译　马崔审定）

第四节　躯体化障碍

躯体形式障碍的一般类别包括躯体化障碍（Somatization Disorder），即以慢性、反复出现的躯体症状为突出表现，这些病情或类似症状不能完全以医学诊断、物质滥用或其他精神障碍解释。社区中，完全符合 DSM-Ⅳ诊断标准[13]的躯体化障碍相对少见，而其他障碍（如抑郁、惊恐障碍、焦虑）的躯体化表现很常见[134]~[136]（可见于“重性抑郁障碍”，第 17 页；“惊恐障碍”，第 1 页）。一般而言，躯体形式障碍的花费颇巨，主要用于通科医生与专科医生间的转诊、患者来回转折就医、不必要的诊断性和实验室检查以及不恰当的药物和外科治疗上。[96][137][138]

一、流行病学

在美国，躯体化障碍的终生患病率为 0.2%~2%，明显多见于妇女。多数于青春期开始出现症状，常到 25 岁时完全符合诊断标准。女性躯体化障碍的一级亲属中大约有 1/4 患病。男性亲属患有物质相关障碍或人格障碍的风险较高。[13]

二、病理生理学

病因复杂，这些患者通过躯体症状来表达心理困扰的原因尚不清楚。[137]

三、临床表现

躯体化障碍患者有多发和持续的疼痛、胃肠道和性方面或假性神经的主诉。月经问题是女性患者早期的症状。经过广泛的检查，很少有支持主诉的发现。常见的是患者因为不同的主诉而同时在不同的医生处就诊，这样就有必要全面了解用药史以避免潜在的严重药物相互作用。

四、诊断及筛查工具

抑郁患者的躯体主诉很常见，[96]但抑郁的躯体化表现与真正的躯体化障碍有区别（见表 25）。躯体化障碍的主诉常涉及多个器官系统，并于早年开始出现，且没有体征、器官结构或实验室检测结果的异常。然而对躯体化障碍的诊断没有明确的实验室检查项目。

表 25 躯体化障碍诊断标准*

- 30 岁前出现多种躯体主诉，反复出现数年，并因此寻求诊治；或出现社会、职业功能方面的显著损害
- 符合以下所有项：

—≥4 项不同的疼痛症状（如头部、腹部、背部、关节、四肢、胸部、直肠，或月经期、小便或性接触时）

—≥2 项胃肠道症状（如非怀孕期间的恶心、腹胀、呕吐、腹泻或多种食物不耐受）

—除了疼痛以外的 1 项性症状（如性冷淡、勃起或射精障碍、月经不调、月经量增多、妊娠期呕吐）

—1 项非疼痛的假性神经症状（如平衡或共济失调、麻痹、吞咽困难、失声、尿潴留、幻觉、感觉或痛觉丧失、复视、失明、耳聋、健忘等）

- 症状不能被已知的医学信息、治疗效果或药物滥用所完全解释，如果有 1 项病情出现，结果导致主诉或社会职业功能的障碍远比预期严重
- 症状并非有意编造或伪装

缩略语见附录二“词汇表”

* 经授权改编自文献 13

由于躯体化障碍的诊断标准条目很多，使用修改后的七项常见症状可以识别出（80% 的可能性）该类患者[139]（见表 26）。

表 26 躯体化障碍七项症状筛查表

• 呼吸短促	• 月经不调
• 四肢疼痛	• 喉咙哽噎
• 健忘	• 呕吐
• 性器官灼热感	

五、转诊

（1）避免多重医学专家转诊。

（2）对复杂或严重的个案应保留正规的精神科咨询或转诊。

六、治疗

药物治疗对躯体化障碍的确切疗效尚未证实，尽管 SSRIs 对有些患者有些效果。主要的治疗方法是心理治疗。

慢性病已与该类患者密不可分。同时，关于躯体主诉的医学治疗也没有明确指出。初级保健医生的主要治疗指导原则见表 27，这些干预可以减少本障碍所导致的总体保健开支。[137][140]

译者注：认知行为治疗是一种有效的治疗方法，可以采取个体或集体治疗的形式。着眼于患者的扭曲认知、不现实的信念和行为，可以减少症状出现的频率、强度和保健所需要的费用，改善患者的功能。

有研究显示对躯体化障碍采用情感认知行为治疗（Affective Cognitive Behavior Therapy，ACBT）与药物结合治疗比单纯药物治疗效果佳。ACBT 组成包括放松训练、行为管理、认知重建、情绪识别、情绪调节和社交技巧训练等。

表 27　躯体化障碍的治疗原则[137][140]

- 鼓励由固定的初级保健医生负责诊治，避免多重专家转诊
- 建立良好的医患关系
- 采用直接有力的心理干预
- 避免不必要的诊断、药物或外科手段
- 提供规律的时间表，每 4 ~ 6 周进行一次简短的就诊，包括简短的身体检查
- 避免"满足需要"的就诊

（王玲芝译　马崔审定）

第五节　物质使用障碍

物质使用障碍（Substance Use Disorder）包括物质滥用和物质依赖。本书只描述 11 种常见物质中的四种（可卡因、酒精、阿片类、尼古丁），而其中两种物质（可卡因和酒精）与其他常见物质（如苯丙胺、镇静催眠药或抗焦虑药等）有着共同的诊断特点。不论是滥用哪种物质，滥用和依赖的核心症状是相似的。因此，在 DSM-Ⅳ 中，提供的是一般诊断标准（见表 28 和表 29）。酒精、可卡因和阿片类的专门介绍见相应章节。

表 28　一般物质滥用障碍的诊断标准*

反复的物质不良使用模式导致了具临床意义的损害和困扰，在 12 个月内至少有下列 1 项症状：

- 不能履行工作、学业或家庭的主要职责
- 在人身有危险的状况下（如开车）使用物质
- 反复发生与物质相关的法律问题
- 尽管由于物质的使用已导致或加重患者出现持续的或反复的社会或人际交往问题（如因依赖问题与配偶发生争吵），但仍反复使用

*经许可改编自文献 13

表 29　物质依赖障碍的诊断标准*

物质的不良使用模式导致了具临床意义的损害和困扰，在 12 个月内至少有下列三项症状：
• 耐受性（可导致中毒的物质量↑，渴求效应，持续使用同量的物质后产生的效应明显↓）
• 戒断（特征性的物质戒断综合征，服用相同或相近的物质可缓解或避免戒断症状）
• 物质的摄入量↑或比预计的期限要长
• 持续的渴求，↓或控制物质使用的努力无效
• 用于获取物质的活动时间或使用物质的时间或康复的时间↑
• 因为物质的使用导致减少或放弃重要的社交、职业或娱乐活动
• 尽管明知物质会导致或加重一些持续或反复出现的躯体或心理问题，但仍继续使用

*经许可改编自文献 13

ⓒ版权所有 1994 年，美国精神病学协会

一、酒精滥用和依赖

酒精中毒是一个重大的公众问题，由于酒精中毒而造成的事故、自杀、暴力及相关疾病而导致大量的死亡。初级保健医生在酒精中毒问题的早期发现和治疗中起到重要作用，[141] 尤其是这些问题在年长者中经常不易被识别。[142]

（一）流行病学

在美国，酒精依赖非常常见，发生频率仅次于抑郁症。酒精滥用和依赖的终生患病率是 14%[143]~23.5%[3]，滥用和依赖的情况男性高出女性五倍，尽管女性的数字亦呈上升趋势。大多数嗜酒者在 30 岁左右出现与酒精相关的障碍。在一些严重的酒精戒断患者中，死亡的风险约为 5%。[144]酒精的滥用和依赖经常与其他精神疾病共病；[145]多种物质滥用也常见，因为酒精可作为替代物使用或减轻其他物质滥用或依赖所产生的不适症状。[13]酒精滥用亦多见于双相障碍Ⅰ型和双相障碍Ⅱ型，终生患病率分别为 50% 和 60% 左右。

（二）病理生理学

（1）对酒精的渴望和使用可能与几种神经递质的功能障碍有关（如 5 - HT、DA、GABA）。

（2）酒精可以↑内源性阿片活性。

（3）酒精依赖部分源于遗传因素。[146]

（三）临床表现

急性酒精中毒患者伴有言语不清，步态不稳，震颤，判断力、注意力或记忆力障碍，眼震甚至昏睡。严重病例可见昏迷。

酒精戒断症状轻重不一，轻者恶心、头痛、易激惹，重者有心动过速、出汗、震颤、癫痫发作。震颤谵妄（意识模糊、异常兴奋、幻听）可能在戒断症状开始出现后的几天内出现。另外，营养不良或其他合并症（如电解质失衡、感染）患者出现心血

管衰竭的风险更大。[13][144]

(四)诊断及筛查工具

除了表28和表29所列出的一般诊断标准外，酒精滥用和依赖尚没有其他特别的诊断标准。急性醉酒的诊断可通过血液、呼吸或尿液检测获得。慢性酒精使用者的躯体疾病问题包括胃炎或溃疡、(肝)硬化、胰腺炎、轻度高血压、肝肿大、周围性神经炎，心肌病和维生素(如维生素 B_1)缺乏导致的认知缺陷。这些与酒精相关的躯体疾病问题尤其多见于老年人。[142]而急性醉酒的一个相当敏感的实验室指标是谷氨酰转肽酶(GGT)活性增高(>30u)。但GGT正常并不能排除在评估前两周内出现严重发作性醉酒的患者。严重醉酒者的其他慢性实验室指标改变包括红细胞平均容积(MCV)、肝功能实验(LFTs)、血脂和尿酸的升高。[13]

CAGE问卷(见表30)是一个简单而有用的筛查工具；受试者对两个或两个以上问题的肯定回答对判定酒精依赖具有高度的特异性和敏感性。其他的工具如MINI(见附录四)、密歇根酒精筛查实验(MAST，>5分提示有酒精依赖)[149]或酒精使用障碍鉴别试验量表(AUDIT)也可能有用。[142][150]实验室检查不适合用于筛查。[151]

表30 CAGE问卷[147][148]

你是否：
• C：觉得自己应该减少(Cut down)饮酒量吗?
• A：别人批评你饮酒时生气(Annoyed)吗?
• G：对自己饮酒感到不愉快或内疚(Guilty)吗?
• E：把饮酒作为早晨第一件事[一睁开眼睛(Eye opener)]，以消除宿醉或稳定神经吗?
对≥2个问题的肯定回答对判定酒精依赖具有特异性和敏感性。

(五)转诊

(1)转诊患者到自助团体(如匿名诫酒会)以及门诊或住院的康复项目。

(2)有严重症状(如营养不良、感染)或其他医学问题的患者需住院治疗。

(六)治疗

初级保健医生在通过筛查、早期干预、咨询和教育方面对减少过量酒精使用起到重要的作用。[141]单纯的药物治疗在处理酒精滥用或依赖问题作用不大，如与心理治疗和自我救助项目相结合则有一定的治疗作用。治疗的药物包括苯二氮䓬类药物(预防和治疗轻中度戒断症状)、戒酒硫(可出现饮酒后的厌恶体验)或纳曲酮(一种解瘾剂)。[152]若在1~3周后出现临床抑郁可使用抗抑郁药。

(1)苯二氮䓬类药物：类似酒精的作用，苯二氮䓬类药物有加强GABA传输的作用，因此对轻到中度酒精戒断症状的门诊处理有帮助。正规的用法包括使用长效苯二氮䓬类药物(如每6小时10mg地西泮)来控制戒断症状，然后视病情控制及镇痛的情况进行剂量的增减。肝功能损害的患者可用中效的药物，因其没有活性代谢物（如劳拉西泮、阿普唑仑）。不论哪种情况，在一周后可逐步减少剂量至停用。有关苯二氮䓬类药物的安全性、药物相互作用等信息详见第 87 页。

（2）戒酒硫：戒酒硫被认为是酒精依赖非药物性治疗的辅助品。它通过抑制乙醛脱氢酶起作用（该酶对乙醛进行氧化），因血中乙醛浓度增加可出现脸红、搏动性头痛、心动过速、低血压、恶心与呕吐。第 1 ~ 2 周的起始剂量是 500mg/d，一般的维持量是 250mg/d。戒酒硫可增高苯妥英水平，因此建议对苯妥英进行基线水平和周期性监控。戒酒硫也可能导致同时使用抗凝剂的患者的凝血时间（PT）延长。该药应慎用于糖尿病、甲状腺功能减退、癫痫、肾炎和肝功能障碍的患者。

（3）纳曲酮：口服阿片 μ 受体拮抗剂纳曲酮被批准用于酒精依赖的治疗。因为酒精被认为可间接增加内源性阿片受体的活性，阻断这些受体可减少行为的强化从而降低酒精渴求。与安慰剂组患者比较，用纳曲酮治疗的患者有更低的复发率，饮酒天数更少，渴求更少。[153] 作为酒精依赖心理治疗的辅助治疗，纳曲酮剂量可为 50mg/d，维持 12 周以上。该药具肝毒性，因此禁用于急性肝炎和肝衰竭。恶心、头痛和头晕是常见的副作用。用纳曲酮治疗的患者不要同时使用麻醉性镇痛药，如可待因和吗啡。

译者注：其他治疗酒精依赖和滥用的药物

（1）阿坎酸（acamprosate）：阿坎酸为合成化合物，是一种与神经递质 GABA 结构类似的物质，在欧洲已作为治疗酒精依赖与复发的临床用药（美国 FDA 已于 2004 年批准其为酒精依赖的辅助治疗药物），该药主要作用于中枢。临床研究结果表明阿坎酸可以显著提高酒依赖患者操守率以及减少酒瘾复发次数。三种美国 FDA 批准用药虽然都可减少某些酒依赖患者的酒精摄入量，降低其复发率，但在临床总体评价中，纳曲酮和阿坎酸要优于戒酒硫。

（2）SSRIs：5 - HT 调节包括焦虑、抑郁、攻击性以及冲动性等许多生理功能，在调节酒精诸多行为学效应中发挥着重要作用。SSRIs 可能通过减轻患者对酒精的渴求而在初期起效，长期疗效和戒断可能与其他的机制和因素有关；另外，这些药物还可以很快地缓解抑郁和焦虑症状。研究显示 SSRIs 如氟西汀、西酞普兰和氟伏沙明等能减少酒精依赖患者的饮酒量，但个体间的差异很大，饮酒量减少 10% ~ 70%。性别、亚型和饮酒程度等因素影响 SSRIs 的治疗效果。然而有文献报道 5 - HT 受体激动剂及拮抗剂治疗酒依赖的临床有效性没有证据支持。

（3）葛根：葛根在中国用于治疗酒精中毒、醉酒等记载已有好几个世纪了，实验研究发现从葛根分离的异黄酮化合物可有效减少大鼠的摄酒量。但传统植物药在酒精依赖的治疗中还处于筛选和开发阶段，并且作用机制还不清楚。酒精依赖的治疗既要减低患者戒断症状又要降低其复发率，同时还需进行社会以及心理方面的支持疗法。

二、可卡因滥用和依赖

除了苯丙胺，可卡因是对人类最具吸引力的活性增强物质。[154] 可卡因常很快产生依赖，因为它起效迅速、持续时间短和具有欣快效应，人们需要频繁地使用它以维持中枢神经系统的渴求效应。[13] 由于药物带来的快速刺激，可卡因滥用和依赖对经济方面的隐患很大，因此患者短时间内需要大量金钱。当性滥交作为工具用来交换或购买可卡因时，性传播疾病（包括艾滋病）的扩散就成为一个严重问题。

（一）流行病学

尚无可卡因滥用和依赖的确切数字，但据1991年调查估计12%的美国人一生中会有1次以上使用过可卡因的经历。可卡因的滥用影响到各个种族、性别和社会经济阶层，[13] 这类障碍在男女中同样常见，30岁或更年轻的人群中最为普遍。这类障碍常伴有其他物质的滥用和依赖（如酒精、苯二氮草类药物、大麻），而且经常与PTSD和人格障碍共病。

（二）病理生理学

（1）中枢神经系统效应广泛。

（2）与犒赏通路（如“快乐中心”）有关的脑区多巴胺释放↑和多巴胺再摄取↓。

（3）抑制去甲肾上腺素和5－HT再摄取，同样也抑制GABA和ACH。[155][156]

（三）临床表现

急性可卡因中毒症状包括强烈的愉悦感、精力增加、久坐不能、话多（语无伦次）、焦虑、警觉、触幻觉和判断失常。躯体体征和症状包括心动过速或心动过缓，瞳孔扩大，血压升高或降低，出汗、发冷或虚弱。这些可能会发展到呼吸抑制、胸痛、心律不齐、心肌梗死、卒中、意识模糊、癫痫或昏迷。[13] 可卡因依赖的患者在戒断的过程中经常有短暂的情绪症状，符合抑郁症的诊断标准（见表14），而许多可卡因成瘾者更因为性功能障碍寻求医学帮助。[155]

躯体检查所见与可卡因摄入的途径有关。那些用鼻吸入可卡因的人可出现鼻窦炎、鼻刺激或出血，或鼻中隔穿孔。用吸烟方式吸食可卡因的患者则常见呼吸道问题，如咳嗽或支气管炎。注射使用的患者则可见前臂的针孔痕迹。[13] 体重减轻亦很常见，因为可卡因是一种食欲抑制剂。[155]

（四）诊断及筛查工具

可卡因滥用和依赖除了一般诊断标准外（见表28和表29），没有特定的诊断标准。可卡因代谢物（苯甲酰）的尿检测可以确认最近是否使用过可卡因。这种代谢物可以在单次使用后1～3天内和高剂量使用后7～12天内检测出来。[13] 在初级保健机构中，MINI（见附录四）可能有帮助。

可卡因成瘾和依赖几乎在身体每个系统均可引起并发症，[155][157] 可卡因滥用可引起肝功能指标轻度升高、肝炎、肺结核和性传播疾病（包括艾滋病），有时还可出现轻度的肺炎和气胸。

（五）转诊

转诊患者到自助团体（如可卡因互诚匿名会），或对处理兴奋剂依赖有经验的个体或康复团体。

（六）治疗

药物治疗具高度专业性，并作为心理治疗和自助团体治疗（如可卡因互诚匿名会）后的二线使用，有阻断多巴胺受体功能的抗精神病药物可作为可卡因拮抗剂（如氟哌啶醇），而地昔帕明、卡马西平和多巴胺激动剂（如溴隐亭）可减少渴求，但资料有限，这些药物不能作为初级保健机构的常规推荐药物使用。[147][154][155]

译者注：目前尚无FDA批准的该方面用药，但研究显示以下药物可能对可卡因依赖治疗有帮助：莫达非尼（Modafinil）可以减轻戒断症状。预防复吸和减少渴求的药物则有γ-乙烯基-γ-氨基丁酸（gamma-vinyl GABA）、噻加宾（tiagabine）和托吡酯（Topiramate），也有人尝试使用戒酒硫。另外疫苗可以刺激产生特异性抗体与可卡因分子结合，从而阻止其通过血脑屏障，减轻欣快效应。

三、尼古丁滥用和依赖

据估计，在约5 000万美国吸烟者中，尼古丁依赖占半数以上，在试图戒烟的人群中戒烟率很低——1年仅2%~3%。[158]-[160]半数吸烟者证实患有与烟草相关的疾病。在美国，吸烟被认为是很重要且可预防的死亡和疾病的原因。[161]而与此同样重要的是与二手烟和环境性吸烟相关的疾病。

许多处方或非处方的尼古丁替代品可用于帮助戒烟的患者（如尼古丁鼻喷雾剂、尼古丁口香糖、尼古丁橡皮膏）。建议读者进行全面的复习以了解更多的信息。[160]以下着重介绍抗抑郁药安非他酮的使用，最近安非他酮缓释剂被批准作为首个帮助戒烟的非尼古丁药物（Zyban®）。关于安非他酮的副作用、禁忌症和药物相互作用的详细信息见第71页。

（一）转诊

对希望戒烟的人来说，有许多咨询和支持性机构可以帮助他们。[162]

（二）治疗

安非他酮将缓释片与安慰剂和尼古丁皮肤橡皮膏进行对照比较（单独或合并使用），虽然公布的资料有限，但生产商报告经过7~10周的安非他酮治疗后，具有统计学意义的戒烟率上升。安非他酮缓释剂戒烟的确切机制现在还不清楚，与三环类抗抑郁药相比，它是一个弱的去甲肾上腺素和选择性5-羟色胺再摄取抑制剂，也是一个弱的多巴胺受体激动剂，多巴胺在“犒赏”或强化行为中起作用，而去甲肾上腺素则可引起戒断症状[163]（见表51）。安非他酮用于戒烟时，开始用量为150mg，每天1次，连续3天，然后增加到每天2次，每次150mg，如果可以耐受，持续12周或以上，可以或不合并尼古丁的替代物，同时应保持戒烟咨询。在治疗的第二周当达到稳态的安非他酮血浓度后，应该建议患者停止吸烟。然而使用各种戒烟方法包括安非他酮治疗仍有较高的远期复发率。[163]

译者注：2006年FDA批准新的戒烟药物瓦伦尼克林（Varenicline）上市，该药是一种$\alpha_4\beta_2$烟碱乙酰胆碱受体选择性部分激动剂，对$\alpha_4\beta_2$神经元烟碱乙酰胆碱受体具有高度亲和力，能够选择性地与之结合，阻断烟碱激活$\alpha_4\beta_2$受体的作用，从而阻断反复吸烟后成瘾的中枢性机制，缓解在戒烟过程中出现的戒断症状，防止戒烟者因难以忍受烟瘾而复吸，临床用于戒烟的治疗。瓦伦尼克林是片剂，其中的活性成分能够直接作用于人脑受尼古丁影响的部位。

四、阿片滥用和依赖

阿片类种类包括天然的（吗啡）、半合成的（如海洛因）和合成的（如可待因、氢吗啡酮、芬太尼、羟考酮）产品。阿片类可通过非法或合法途径（如止咳药、镇痛药和止泻药）获取。

（一）流行病学

尚无确切的发病数据，但阿片滥用似乎重新出现上升趋势。据报道，约6%的社区人口曾经通过非医学途径使用过镇痛剂，尽管这个数字不一定可作为阿片滥用或依赖的判断结论，而只是使用的模式。[13]同时很少有证据支持“使用麻醉类镇痛剂的内科或外科患者与随后的阿片滥用有关”的假说。阿片类滥用障碍常出现在20岁左右的青年人中，男性发生率比女性高出三倍。经常在短期的停吸后出现依赖，并呈慢性化和复发倾向。阿片的滥用障碍与离婚、失业或不规律就业有关。[13]阿片依赖的患者有患抑郁症的风险，并常与创伤后应激障碍和人格障碍共病。阿片类滥用或依赖的其他重要问题包括艾滋病毒（HIV）、肺结核、破伤风（罕见）、肝炎的传播或心内膜炎。阿片使用者的高死亡率归因于事故、过量使用和获取或使用该物质的相关伤害。

（二）病理生理学

可能↑与“犒赏”或强化有关的脑区多巴胺浓度。[146]

（三）临床表现

急性阿片类中毒的患者伴有瞳孔收缩、嗜睡、言语不清、记忆力损害和注意迟钝等症状。严重中毒可致昏迷、呼吸抑制、针尖样瞳孔甚至死亡。急性和慢性阿片依赖的其他躯体症状有口腔和鼻腔分泌物减少、便秘和视觉障碍（由于瞳孔收缩）。使用静脉注射的阿片类患者，在其四肢可见注射后遗留痕迹（静脉硬化）。

多数阿片依赖者对阿片有高度的耐受性，且在该物质急性撤除时出现戒断症状（如焦虑、坐立不安、疼痛、阿片渴求、易激惹）。[13]肝功能指标上升亦常见。

（四）诊断及筛查工具

除表28和表29外没有其他特别的诊断标准，阿片类尿检测可以直接查出患者当前使用的状况。肝炎的实验室检查常呈阳性反应。

（五）转诊

（1）转诊所有的阿片类依赖者至特定的机构如已获得FDA和药品执行机构（DEA）认证的临床部门进行心理治疗、美沙酮维持治疗或参加其他的戒毒治疗或戒断项目。

（2）自助团体（如麻醉毒品互诫匿名会）可能有效并且患者会对其有兴趣。

（六）治疗

虽然有许多阿片类依赖患者的治疗项目，但很少患者最终治愈。大多数慢性阿片类依赖患者在接受维持治疗处理时，要着重于自我改进。维持治疗和直接指导的医生都必须取得FDA和DEA的执照和处方权才可以发放美沙酮和乙酰美沙酮。急性戒毒和维持治疗规则一定要个体化，尚未有对该类障碍治疗的有效方案，因此不予推荐。

（1）美沙酮：30年多年来，口服美沙酮的短期替代疗法是阿片类依赖的主要药物治疗方法。急性期美沙酮用于抑制戒断反应的体征和症状，以后逐渐停用或递减剂量至合适的维持治疗水平（如20mg或40mg QD），同时对患者进行心理治疗或其他疗法改善其整体健康状况。在住院部，进行美沙酮递减可在相对短的时间内完成（1或2周），而在门诊部，约要经过几个月才能完成。

（2）乙酰美沙酮：新产品LAAM（ORLAAM®，L-α-乙酰美沙酮，左旋乙酰美沙酮）是一种被认为有长效作用的美沙酮类似物，仅用于阿片类依赖的维持治疗。隔天一次或一周三次给药。[144]

（3）其他：丁丙诺啡，部分阿片类受体激动剂，舌下给药用于戒断症状的预防。[164]α-肾上腺素激动剂可乐定、洛非西丁、胍那苄、胍法辛对部分患者有效而且不引起成瘾。纳曲酮（见第39页），一种阿片受体激动剂，对阿片类依赖者防止其复发有效（见文献144）[164]。

译者注：免疫学疗法引起人们的兴趣，其机制就是通过抗阿片抗体与滥用的阿片类结合从而遏制血流中的阿片进入其他器官。在免疫学治疗领域取得显著进展的同时，也出现一些难题：自身给药试验结果显示大剂量药物会超出抗体疗法的能力；个体的差异使得产生的抗体滴度不均衡，效果也可能不同，且该类疫苗的特异性很强，不同化学结构的阿片类需要不同的疫苗。

（王玲芝译　马崔审定）

第六节 进食障碍

神经性厌食症（anorexia nervosa，AN）和神经性贪食症（bulimia nervosa，BN）都是由于对体形和体重的认知改变而导致的以进食改变为特征的严重障碍。[13]大多数患者既有厌食也有贪食行为，且非常关注体重和体形。然而，只有神经性厌食症患者能成功地长期维持低体重，其体重经常下降到威胁生命的水平。[165]不幸的是药物治疗对神经性厌食症的作用非常有限。至少90%的进食障碍发生于女性。某些群体也有高发病率，如模特、演员、运动员和舞者[166]。

一、神经性厌食症

神经性厌食症是一类严重的慢性疾病，以体重急剧减轻、拒绝或无法保持正常的最低体重为特征，通过限制食物摄入（患者起初拒绝高热量的食物，但最终出现典型的极端限制进食）、诱吐（食物）行为、增加或过量的运动来减轻体重。[13]尽管神经性厌食症患者食量减少，但神经性厌食症患者很少伴有食欲丧失，最初的体重减轻可能由于抑郁引起食欲丧失、疾病[167]或节食。

（一）流行病学

神经性厌食症相对少见（青春期后期或成年期早期女性的发病率为0.5%~1%，更多见于工业化国家），[166]该症在过去的三四十年有所增加。男性中可见少数病例。神经性厌食经常从节食和应激性生活事件开始，起病的平均年龄是17岁，在40岁以上的女性中少见。患者的一级女性亲属中患神经性厌食症的风险增加。病程差异较大，可能仅限于一次发病，也可能呈波动性或慢性恶化。进入大学医院住院的该障碍患者死亡率高于10%，死亡是由于饥饿、自杀或电解质失衡导致心律失常造成的。神经性厌食症经常与抑郁症（50%~75%[168]）、强迫症（与食物无关的强迫症状）或物质滥用共病。

（二）病理生理学

（1）与5－羟色胺调节障碍有关，[169]5－羟色胺是进食和饱足感、行为和情绪障碍以及其他神经递质（如促肾上腺皮质激素释放因子、促甲状腺激素释放激素、胆囊收缩素）的调节所必需的。

（2）与神经性贪食症对比，神经性厌食症可能呈高5－羟色胺能状态，因此导致饱足感↑和食物摄入↓。[165]

（三）临床表现

神经性厌食症患者很少将体重减轻作为主诉症状（事实上，他们通常都否认这个问题），但关注半饥饿状态下的躯体表现（如浮肿的感觉、便秘、腹痛、低温时感到寒冷和不能耐受、困睡或精力旺盛）。患者表现出抑郁、离群或易激惹。父母或朋友可提供更可靠的病史，患者承认经常关注或受困于食物方面的想法。尽管患者事实上已较消瘦但仍主诉体形过于肥胖，或感到身体某一特定部位过于肥大（如大腿或腹部）。体重减轻有明显的成就感，而体重增加则表示自我控制力丧失。

身体检查方面，由于皮下脂肪的丧失和体重减轻超过60%，故患者看上去很瘦弱。青春前期的女性可能表现出身体和性发育迟滞。低血压较常见（收缩压 < 70mmHg），皮肤会有干黄的现象（高胡萝卜素血症）；四肢的淤斑提示出血素质或是毛细血管通透性增加。汗毛（覆盖躯干和四肢的细小如丝的毛发）清晰可见。当体重增加期间或停止滥用利尿剂和缓泻剂时可能会出现周围性水肿。牙齿斑点是由于诱吐引起釉质的侵蚀所致。实验室检查结果异常则与饥饿有关（见表31）。[13]

表31　神经性厌食的实验室异常结果[13]

检测	发现
血液学	白细胞减少伴淋巴细胞相对增多，轻度的正常血色素红细胞贫血，血小板减少(罕见)
生化	BUN↑，胆固醇↑，LFTs↑，Mg^{++}↓，PO_4↓，Zn↓，K^+↓，代谢性碱中毒（如呕吐↑）或酸中毒（如有缓泻药滥用），血清淀粉酶↑，T_4↓或正常，T_3↓，血清雌激素（女性）/睾丸酮（男性）↓，皮质醇↑，低血糖症，葡萄糖耐受性↓
ECG	窦性心动过缓、杂音、心律失常（罕见）
EEG	广泛性改变提示代谢性脑病
CT	脑室比例↑（假性萎缩）

缩略语见附录二“词汇表”

（四）诊断及筛查工具

神经性厌食症的诊断标准见表32。[13] MINI（见附录四）包含了筛查该症有用的资料。

使用已出版的量表对正常体重进行评估（如城市居民生活保障表，爱荷华州生长表）。神经性厌食症患者又分暴食型（暴食或诱吐）或节食型（非暴食）。前者常与神经性贪食症相似。

表32　神经性厌食症的诊断标准*

- 拒绝保持与年龄相适应的最低正常体重和身高（体重减轻或生长期未能达到预期的体重→体重 < 预期的85%）
- 即使体重偏低，仍强烈害怕体重增加或变胖
- 对体形或体重的扭曲认知，否认低体重的严重性
- 闭经：已来潮的妇女停经≥3个月经周期

缩略语见附录二“词汇表”

*经许可改编自文献13

应排除垂体功能下降或其他医学原因（如癌症、胃肠道疾病、艾滋病）导致的体重下降，然而其他医学原因所致的体重下降的患者通常没有像神经性厌食症对身体形状或大小的扭曲认知。神经性厌食症也应与精神分裂症、抑郁症或社交焦虑障碍（如害怕在公众场所进食）的进食障碍或体重减轻相区别。抑郁症状可继发于饥饿的生理性并发症，因此在体重得到部分或完全恢复时应进一步评估。[13]

（五）转诊

（1）转诊疑似的进食障碍患者，对其进行营养康复和个体或家庭心理治疗。

（2）严重体重减低的患者应住院（＜预计体重的80%）以维持电解质平衡和处理其他生理性后遗症。

（六）治疗

治疗目标首先着眼于恢复正常（或最低水平的）体重，并纠正因营养不良或饥饿导致的生理性和生物性后遗症。长期目标就是开始心理治疗和行为治疗以纠正不良的进食习惯并预防复发。主动性好的患者可以在门诊接受进食障碍专业人士的密切监测和治疗。

药物治疗在神经性厌食症的常规治疗中作用非常有限，因为缺乏有效的证据，况且有文献证明神经递质功能障碍会随着恰当的营养康复而恢复正常。因此，精神药物治疗方法并不推荐给神经性厌食症患者。对神经性厌食症使用精神药物治疗的对照资料很少，没有哪个种类或剂型显示持续的疗效。目前已少见应用抗精神病药物（如氯丙嗪）控制强迫行为。严重营养不良的患者更易出现抗精神病药物导致的副作用。[168]抗焦虑药可用于治疗与进食相关的焦虑，但缺乏对照资料。在以往，抗抑郁药因其引起体重增加的副作用而被使用，[170]它们在治疗与抑郁共病时可能有效。关于低剂量氟西汀在保持和维持体重方面的有效性仅限于零碎的资料。然而，严重营养不良或脱水的神经性厌食症患者对抗抑郁药的副作用有更大的风险，如低血压或心律失常。合并抑郁的神经性厌食患者对抗抑郁药的治疗效果可能不及无神经性厌食的抑郁患者。[168]

二、神经性贪食症

神经性贪食症的特征是反复发作的暴食及随后的不恰当补偿行为（如自我诱发呕吐行为、禁食和过量运动、偶用催吐剂或甲状腺激素）以防止体重增加。不像神经性厌食症，神经性贪食症患者能维持最低限度的正常体重。

暴食是指在非连续的时间内（通常＜2 小时）进食大量的食物，食物数量通常大大超出大多数人在相同情况下的进食量。[13]整天吃零食不属于暴食，暴食者所食用的通常是甜品和高热量的食物。暴食通常暗中进行并伴有羞耻感。

（一）流行病学

神经性贪食症比神经性厌食症更多见，而且在近几十年来该病发病人数有所上升。1%~3%的年轻女性（通常是白种人）和大约0.1%~0.3%的男性罹患此病。[13][166]发病在青春期后期或成年早期，且有遗传的因素。暴食可在节食者为了减少饥饿感的一段时间后发作。病程可能是慢性或间歇性的。在发病5~10年后，20%的女性患者仍然符合神经性贪食症的诊断，50%的人可以完全康复。神经性贪食症经常与抑郁障碍、焦虑障碍、物质滥用和人格障碍共病。[168]

（二）病理生理学

（1）病因尚未明确，但脑内5-羟色胺生成可能↓（如低5-羟色胺状态），可能导致饱足感↓和↑食物摄入。[165]

（2）进食限制可能导致血浆色氨酸↓，进一步导致5-羟色胺↓。食物的摄入也受其他神经递质（如去甲肾上腺素）和神经多肽（神经肽NPY；胆囊收缩素，甘丙肽）控制。

（3）社会因素（如认为理想的女性是瘦的）的可能作用尚不清楚。

（三）临床表现

像神经性厌食一样，神经性贪食患者对他们的体形不满意并害怕超重。这类障碍的患者对他们的暴食行为感到羞耻并努力掩盖。尽管患者对饱胀感到痛苦但仍继续暴食；在暴食间歇期，患者食用低热量食物。神经性贪食症的两个亚型是：清除型，自我诱发呕吐或滥用药物（缓泻剂、灌肠剂、利尿剂）常见；非清除型，该型以节食和运动作为常用的体重控制方法。

体格检查方面，患者通常在正常体重范围（可能是轻度增加或低于正常），但会出现饥饿的生理体征。如果出现暴食，其牙齿釉质缺失和前牙有缺口，这些患者易有蛀牙，唾液腺肿大，月经可能不规则，静止性心动过缓，有低血压和低代谢率的现象。有些患者可能依赖缓泻剂。神经性贪食症罕见，但可能发生的并发症包括食道撕裂及因急性胃扩张导致的胃破裂或心动过速，这些并发症常见于清除型。

实验室检查异常包括低血钾、低血钠、低血氯，轻度高血氨，代谢性碱中毒（常发生于清除型）或酸中毒（缓泻剂滥用者）。如果患者滥用催吐剂，心肌或周边肌肉无力的症状可能出现。

（四）诊断及筛查工具

应与患者和家庭成员进行访谈以获取对神经性贪食症诊断有帮助的病史资料（见表33）。MINI（见附录四）包括有价值的筛查信息。进食过度可能是其他精神障碍的一部分（如重性抑郁障碍），但不出现补偿行为。

（五）转诊

为获取最大疗效，应指引患者及其家庭成员进行营养咨询、行为治疗、心理治疗和药物治疗。

表 33　神经性贪食症的诊断标准*
• 反复发作性的暴食，发作时有失控的感觉
• 反复、不恰当的补偿行为来防止体重增加
—自我诱发呕吐
—滥用缓泻剂、利尿剂、灌肠剂
—节食
—过量运动
• 发生暴食和补偿行为，约一周 2 次，持续 3 个月，但在神经性厌食发作期间不发生
• 自我评价过度受到体形和体重的影响
缩略语见附录二“词汇表”

* 经许可改编自文献 13

（六）治疗

与神经性厌食症一样，神经性贪食症的治疗目的主要是恢复正常（或最低正常）体重并纠正营养不良或饥饿的生理和生物学后遗症。作为长期治疗，认知行为治疗可用于纠正不良的进食习惯并防止复发。认知行为治疗可合并使用抗抑郁药，无论神经性贪食患者是否有抑郁症，抗抑郁药都可减少暴食发作的次数和贪食的症状。[165][168][172] TCAs[173]、选择性 5－羟色胺再摄取抑制剂（SSRI）[174]、MAOIs 和曲唑酮均显示有效。TCAs 和 MAOIs 的剂量与治疗抑郁症相同。而 SSRI 类则需较高的剂量才更有效（如治疗神经性贪食症时，氟西汀的推荐剂量为每天 60mg），MAOIs 应慎用，因需要禁食含酪胺的食物。可能需要试用几种抗抑郁剂后才能取得疗效。安非他酮禁用于进食障碍，因为有发生癫痫的风险。如果患者使用一种抗抑郁药 2～3 周后没有反应，应进行血药浓度监测，以确认是剂量问题还是因患者清除食物的行为所致。因缺乏长期用药的数据，合适的治疗期限尚无法定论。

译者注：临床研究显示托吡酯对治疗神经性贪食症或暴食障碍有效。在与肥胖相关的进食障碍短程治疗中托吡酯比安慰剂组更有效，但在长期治疗中的疗效还有待于进一步研究。其机理是因为对红藻氨酸/AMPA 谷氨酸受体的抑制作用，红藻氨酸/AMPA 激动剂在动物模型中产生明显的食物摄入的效应，仅刺激红藻氨酸受体就可导致进食行为。

（王玲芝译　马崔审定）

第七节　阿尔茨海默型痴呆

阿尔茨海默型痴呆或阿尔茨海默病（Alzheimer's Disease，AD）是老年人中最常见的原发性、进行性、退行性痴呆，也是美国人居第四位的死亡原因。[175][176] 该疾病仅在美国每年的花费就超过 900 亿美元，特别是随着人口老龄化的不断加剧，阿尔茨海默型痴呆成为重要的公共卫生问题。[175][177]

一、流行病学

在美国，多达400万成人罹患AD，[175]到2000年罹患人数还可能翻倍。患病率随着年龄增长而增加，85岁以上的美国老年人的患病率高达50%。[178][179]由于缺乏可靠数据，AD发生率（1%/年）难以总体评估。[175]该病严重影响寿命；诊断后平均存活时间为5~8年，[175]但是也有存活长达20年的病例。[180]罹患该病后，男性的预期寿命低于女性，伴有严重认知损害的患者其预期寿命亦低于损害较轻者。AD可能的危险因素见表34。[175]

表34 AD可能的危险因素[175][181][182]

危险因素	评述
铝	尚不确定；AD患者神经元纤维缠结和老年斑中铝含量↑，但吸入或摄取铝（如含铝抗酸剂）不会导致AD
ApoE E4	携带ApoE E4等位基因是晚发型AD的重要危险因素，但无诊断意义
吸烟	阳性和阴性（保护性）的关联均有报道
饮食	素食者较大量肉食者痴呆发生延迟，但需要重复论证
教育水平	教育程度低者更易发生AD
雌激素缺乏	未使用雌激素替代的绝经期妇女AD患病风险增加
家族史	阳性家族史增加患病风险
女性	未明确女性患病风险是否更高
头颅外伤	既往有意识丧失或逆行性遗忘的头颅外伤史的男性，其老年后发生AD的风险↑
母孕期年龄	母孕期年龄较大可能增加后代发生AD的风险
甲状腺疾病	尚未明确其与AD是否有关
21三体（唐氏综合征）	具有与AD相似的神经病理改变和认知损害特征；亲属患有AD的风险增加

缩略语见附录二“词汇表”。

二、病理生理学

（1）病因不明，但遗传因素在家族型AD中作用明确，也可能影响其他类型AD的发生。[183]

（2）中枢神经系统原发性退行性改变包括相关皮层显著的脑萎缩，神经元丧失，神经纤维缠结（NFT），神经炎性或β-淀粉蛋白斑块（后两者是特征性神经组织损害）。

（3）这些退行性改变导致神经递质缺乏，包括乙酰胆碱、多巴胺、去甲肾上腺素、5-羟色胺、生长激素、促肾上腺皮质素释放因子和γ-氨基丁酸。

(4) ACH 减少引起前脑基底节胆碱能神经元退化，从而导致涉及 ACH 合成的酶（乙酰胆碱酯酶）活性降低和降解。[184]

三、临床表现

虽然 AD 患者可有早发性记忆损害（如 40～65 岁），但 65 岁以上的老人出现隐匿性记忆下降仍是 AD 的特征性表现；早期出现短期记忆障碍，随后出现远期记忆障碍。[185] 患者日常生活能力和个人卫生能力逐渐下降。至少 40% 的 AD 患者会出现混乱、激越性行为（如身体或语言辱骂、攻击、激越、尖叫、游荡或不合作），这些可能严重影响患者的认知功能（如通过干扰动机或注意力）[176] 及对患者的管理。幻觉和妄想通常出现于 AD 早中期，相比于分裂症复杂、夸大的妄想，AD 的妄想通常是简单的、与记忆下降相关的偏执观念，典型妄想则包括坚信个人钱财物品被盗窃，坚信已去世很久的熟人仍在世，或者配偶被冒充（替身综合征）。妄想在分裂症和 AD 间的区别或许可解释为何抗精神病药物治疗 AD 疗效欠佳。

AD 常伴有抑郁，而抑郁能加重 AD 的记忆损害。进展性 AD 患者伴有严重的痴呆及失语，常卧床，生活不能自理，需要持续陪护。

四、诊断及筛查工具

美国神经病、交流障碍、卒中和阿尔茨海默型痴呆及其相关障碍国家研究院（NINCDS-ADRDA）已制定了“可能”、“很可能”及“肯定”的 AD 诊断标准。[186] 尽管 AD 确诊有赖于尸检或大脑的生物学活检，但脑脊液特定蛋白浓度的测定有望成为诊断性检验项目。[187] DSM-Ⅳ中 AD 的诊断标准见表 35。

AD 只是老年认知功能受损的一个可能的诊断结论，必须排除其他导致痴呆的疾病，例如 Pick 病或进行性核上性麻痹，还有老年良性健忘症，血管性或多发梗塞性痴呆，代谢、毒物（药物、酒精等）或感染引起的急性意识障碍也需排除。[182]

为证实记忆和认知能力的进行性衰退，需仔细评估，包括向知情者询问患者详细的家族史、医疗史、既往史，进行全面的体格检查、神经精神检查和实验室检查（见表 36）及参照结构性神经影像学（包括 CT 和 MRI）的检查结果。[182][186][188]

表 35　AD 诊断标准 *

• 多种认知缺损导致社会或职业功能明显损害 —记忆损害 —认知损害［如语言障碍（失语）、活动能力受损（失用）、识别区分感知对象能力受损（失认）、执行功能受损（如计划、注意集中和组织）］
• 进行性和持续性认知下降
• 排除精神、神经或躯体疾病所导致的记忆障碍或痴呆
缩略语见附录二“词汇表”

* 经授权改编自文献 13

当怀疑患者有痴呆症时，简易智力状况检查量表（MMSE）、[189] Blessed 痴呆量表[190]、简易智力状况问卷[191]可以用于筛查。对于 MMSE，高中以上文化的患者得分 26 分以下为异常，如果得分在 27～30 分之间，又有证据表明认知功能下降，则需要做更详细的神经心理学测试。[192]如果临床怀疑增加，可以采用 NINCDS-ADRDA 列出的神经心理学测试。[186]根据病程的进展，AD 患者 Blessed 痴呆量表评分每年下降 3～4 分，MMSE 评分每年下降 2～3 分。

表 36　疑似 AD 患者的诊断方法[182][186]

评估	目的	方法
医疗史	确认有无进行性记忆缺损和执行能力下降的病史	对患者、家属及其熟人进行访谈，以获得详细的家族史、医疗史（处方和非处方药）和既往史（如卒中、抽搐发作、头颅外伤和精神病）
临床	符合诊断纳入和排除标准	体格检查，心理状态测定（如 MMSE），神经系统检测
实验室	提高诊断准确性	血常规、电解质、肝肾功能，代谢检查；$VitB_{12}$ 和叶酸、TFTs、ESR、梅毒或 HIV 检测（如果感染风险存在）
神经心理	提供附加的痴呆诊断依据	数字广度实验、波士顿命名实验、韦氏智力测验、持续操作实验、威斯康星卡片实验、费城老年中心用表
神经影像	识别痴呆的潜在可治疗的病因（CT 或 MRI，如肿瘤、脓肿、硬膜下血肿） 识别顶叶和颞叶区域性糖代谢和血流减少	PET 或 SPECT（主要供研究使用）

缩略语见附录二“词汇表”
详细资料见文献 186

五、转诊

（1）若 AD 患者伴有精神病或重度抑郁，应转诊至精神科医生。

（2）指引患者家属或照料者至当地服务机构（参照“资源”部分）以获得减轻应激的帮助。

六、治疗

因为 AD 是慢性、进行性疾病，因此治疗措施需根据病情变化不断调整。[180][193]干预措施分为非药物治疗和药物治疗两方面，涉及多方面的问题，如医疗、社会、心理和环境等。[178]

非药物治疗方法包括为患者及其照料者提供行为咨询和家居安全性评估（如提供生活安排，减少楼梯的使用，改善昏暗过道的照明，降低热水温度，淘汰可以撕烂、抛掷的小地毯和改建易滑倒的地面）。患者的家庭成员及照料者常成为“继发的患者”，约 80% 的配偶照料者出现过有明显临床意义的焦虑和抑郁体验，并患有更多与慢性应激有关的躯体疾病。[180]

目前药物治疗（见图 9）不能延迟或预防 AD 的发生，但可稍微恢复缺损的神经递质（如中枢乙酰胆碱水平低下）。不过，一项正在进行的最积极的研究项目是针对病因治疗，阻止和减少 AD 患者淀粉蛋白的形成。目前，在美国被批准用于治疗 AD 的只有他克林（Tacrine，见第 115 页）和多奈哌齐（Donepezil，见第 117 页）。甲磺酰双氢麦角碱（见第 114 页）已用于老年痴呆患者，但疗效甚微。司来吉兰（见第 119 页）也可改善认知及不适当的行为。其他新药物正在积极研发中。[184][194]

药物治疗可改善继发性行为紊乱，如攻击、激越、抑郁或精神病（见图 9）。[185]

（1）抗精神病药物：支持对 AD 老年患者使用抗精神病药的数据大多是从对较年轻的痴呆患者的研究结果中推测而来。有必要开展更多的基于 NINCDS-ADRDA 定义的 AD 老年患者的临床随机研究。目前研究表明，与安慰剂相比较，抗精神病药改善 AD 主要特征的疗效甚微。[185][195]荟萃分析亦表明相对于其他药物而言，抗精神病药物并无实质性的临床益处；故药物选择主要基于其副作用（如明显的抗胆碱能副作用可能使认知损害恶化）。该类药物对伴有典型精神病性症状的疗效最佳（如夸大、复杂的妄想），而对不伴有激越、活动过度及幻觉妄想的患者疗效较差（见表 37）。[176]

译者注：使用非典型抗精神病药物治疗老年痴呆患者行为障碍的临床研究显示，非典型抗精神病药物治疗相关的死亡率较安慰剂组高 1.6～1.7 倍。死亡原因大多数与心脏疾病或感染有关。

表 37　AD 继发性行为症状和精神药物干预的预期反应[193]

• 很可能有效	非特异性过度活跃、躯体或言语激越、典型的精神病性症状或妄想、抑郁、幻觉
• 很可能无效	漫游、当众脱衣、藏匿物品、重复询问、不适当的社交行为

缩略语见附录二“词汇表”

由于过度镇静和 EPS 副作用，抗精神病药物对于功能改善的作用是有限的，临床医生需考虑该类药物对 AD 患者及其照料者生活质量的影响。新型抗精神病药利培酮、奥氮平和喹硫平显然占重要地位，通常从低剂量起始（如利培酮 0.5～1mg，奥氮平 2.5mg），以避免副作用。若患者和照料者可耐受一定程度的紊乱行为，可不用抗精神病药或仅短期使用。另一方面，精神病性症状可能和认知的快速衰退有关。[185]

（2）抗抑郁药：尚未对伴有抑郁症状的 AD 患者进行抗抑郁剂使用的深入研究，但该类患者对安慰剂反应较明显。[196]故早期对抗抑郁剂反应可能提示疾病的早期复燃。抗抑郁剂可改善情绪和睡眠—觉醒节律，但无法改善认知功能，除非是假性痴呆。可选用低剂量的抗抑郁剂，例如 SSRIs 或其他新型非典型抗抑郁剂。因为心脏和抗胆碱能副作用，通常不选用 TCAs，但必要时可选用去甲丙咪嗪和去甲替林，并逐渐增量。如果足剂量足疗程后效果仍不明显，则需换药。非痴呆抑郁患者的血药浓度可能不适合痴呆伴有抑郁的患者。[196]

（3）抗惊厥药：一些非随机、安慰剂对照的开放性[197][198]小样本研究[199]表明，卡马西平 100～300mg/d（血药浓度 4～12μg/mL）对既往抗精神病药治疗无效的 AD 患者的激越、紊乱或攻击性行为有效且耐受性良好。丙戊酸也有相似的结果（血药浓度

50 ~ 60ng/mL)，[200] 尽管并未进行对照试验。[201] 上述两种药物并不是治疗痴呆患者激越行为的一线药物，但对无效的、非精神病的、轻度激越的患者可以考虑使用。[178]

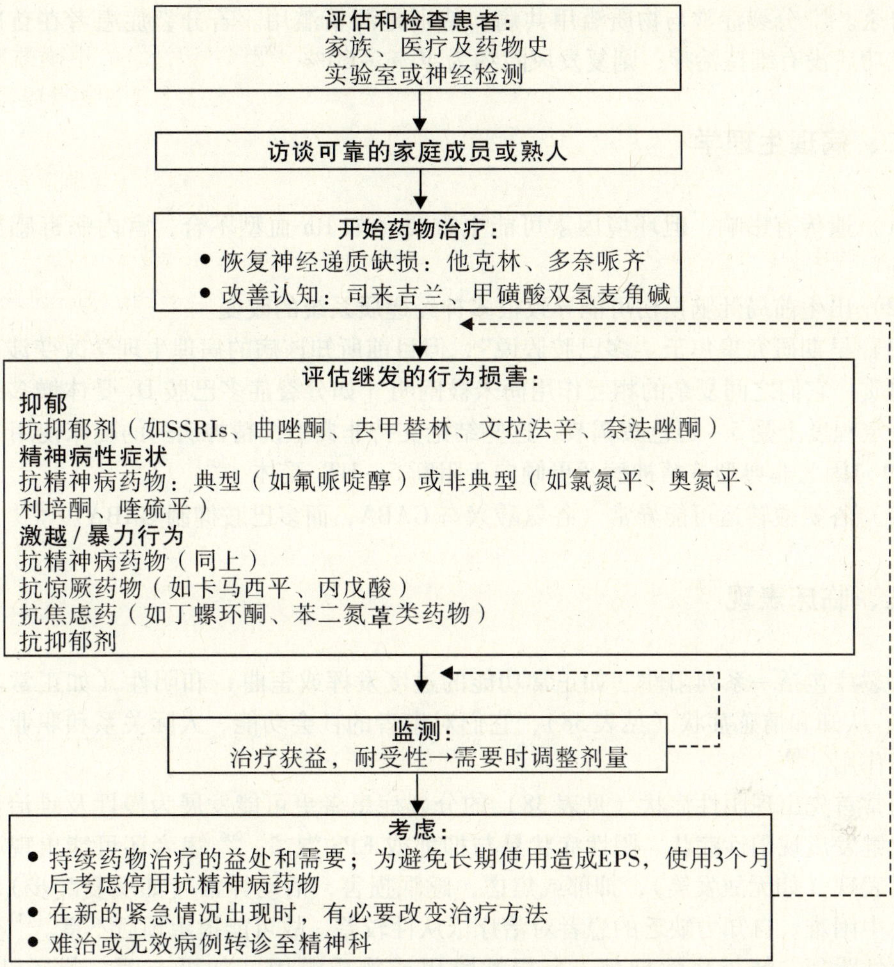

图 9　AD 的药物治疗方案（缩略语见附录二“词汇表”）

（沐楠译　宁玉萍审定）

第八节　分裂症

分裂症（Schizophrenia）是最常见的精神病障碍。[202] 社会影响包括失业、无家可归及每年超过 750 亿美元的直接和间接损失。[203]

一、流行病学

分裂症终生患病率大约 1%；世界各地的患病率均相似。分裂症通常起病于青少年晚期和成年早期；男性（25 岁之前）的平均发病年龄略早于女性（25 岁以后）。男女均可罹患此病。病程是变化的；有些患者经历加重和缓解（虽然完全缓解很少见），而其他则保持慢性病程。尽管分裂症自然起病，但大量家族和双生子基因研究表明该病在先证者的亲属中更常见。10% ~13% 的分裂症患者有自杀行为，18% ~55% 的患者企图自杀。[203] 分裂症常与物质滥用共病，特别是酒精滥用。若分裂症患者在首次发作治疗成功后没有维持治疗，则复发风险约为 40% ~60%。[203]

二、病理生理学

（1）遗传有影响，但环境因素可能更重要（如 Rh 血型不合，宫内病毒感染或营养不良）。[202]

（2）出生前局灶脑损伤可能导致很多神经递质系统的改变。

（3）早期研究聚焦于“多巴胺假说”，但目前所知该病的病理生理学改变涉及很多神经递质；它们之间复杂的相互作用尚未被阐明［如分裂症多巴胺 D_2 受体增多；多巴胺在一定程度上受 5－羟色胺调节。这些结论支持非典型抗精神病药的临床使用（见第 102 页），因为非典型抗精神病药更倾向于阻断 5－HT_2 受体。[204]

（4）谷氨酸转运可能异常（谷氨酸兴奋 GABA，而多巴胺抑制 GABA）。[202]

三、临床表现

分裂症包括一系列阳性（如正常功能的过度发挥或歪曲）和阴性（如正常功能的丧失）、认知和情感症状（见表 38），它们对患者的社会功能、人际关系和职业功能具有破坏作用。[205]

通常首先出现阴性症状（见表 38）的分裂症患者更可能发展为慢性及难治性，并且很快继发出现阳性症状。阴性症状易与抑郁或 EPS 混淆。[206] 患者还可能出现不适切的情感表现（如无故发笑），抑郁或焦虑，睡眠损害，活动异常（如反复踱步），或注意力集中困难。自知力缺乏的患者对治疗依从性较差，故可能提示预后不良。[13] 分裂症易和急性躁狂、精神病性抑郁、妄想性障碍或物质滥用（如可卡因、苯环己哌啶、LSD）等精神障碍混淆。[207]

表 38　分裂症的核心症状群

症状群	举例
阳性	妄想、幻觉、思维散漫、紧张症
阴性	情感迟钝、失语（言语贫乏）、意志减退（目标指向行为缺乏）、快感缺乏（兴趣缺乏）
认知	注意和记忆缺损，抽象思维困难
情感	烦躁不安，有自杀意念和绝望感

四、诊断及筛查工具

分裂症诊断标准见表 39，五种亚型详见 DSM-Ⅳ。[13]

表 39　分裂症诊断标准*
• ≥2 项特征性急性期症状①，并在 1 个月中的大部分时间里存在： —妄想 —幻觉 —言语紊乱（不连贯或散漫） —行为紊乱或木僵 —阴性症状（见表 38）
• 社会或职业功能受损
• 症状持续至少 6 个月以上。其中急性期症状至少存在 1 个月以上
• 排除物质滥用或躯体疾病所致的精神障碍
①如果存在异乎寻常的妄想（见附录二“词汇表”）或言语性幻听，那么仅需一项症状即可诊断

* 经授权改编自文献 13

需对患者进行全面的精神科和医疗检验、精神状态检查及包括神经系统检查的体格检查，还需进行基础的实验室检查，包括药物筛查。[203] 需仔细评估患者自伤及伤人的危险性。尚无具有诊断意义的实验室检查。但部分患者可因精神病导致的烦渴症（每日饮水 4 ~ 10L）而出现低钠血症。[13] 体格检查方面，有些患者表现为身体笨拙，左右混淆和协调性差。对分裂症患者，需注意一些次要的身体异常（如较高的弓形上腭、轻微耳朵畸形、眼距窄或宽）。该病患者可能出现明显的与抗精神病药治疗相关的运动异常（如 EPS）。[13]

必要时，大脑 MRI 或 CT 可能显示出特征性解剖改变，如脑室扩大和脑体积缩小。这些与病程或既往治疗无关，但可能提示抗精神病药物对该类患者疗效不佳。

五、转诊

（1）造成自己和他人显著安全性问题的严重或急性分裂症患者需住院治疗。首发患者需住院接受评估和诊断检查等。

（2）指引患者和家属寻求社会心理咨询，以提高对疾病的理解，找到维持和改善治疗依从性的方法，找到促进应付方式和独立生活能力的途径。

（3）建议绝大多数初级保健医生将部分或全部难治性患者转诊至精神科再评估。

六、治疗

药物是分裂症主要依靠的治疗方案（见图 10），但对患者及其家属进行有关这种疾病复发性特点的健康教育，可减少发作次数并加深他们对药物治疗及潜在副作用（如 EPS）的了解。[203][208][209] 初级保健医生在治疗的各个阶段均发挥重要作用，他们通过充当会诊联络者为患者或家属提供其他的卫生保健服务，从而改善患者的服药依从性。由于否认患病，对照料者不满意，缺乏社会支持，物质滥用和药物副作用等原因，患者可能不配合治疗，[207] 由此可能导致精神病性症状的复发。初级保健医生可能有更多机会和一些不太严重的分裂症患者接触，而这类患者可能需要开始抗精神病治疗、药物剂量调整、血药浓度监测或接受维持治疗。

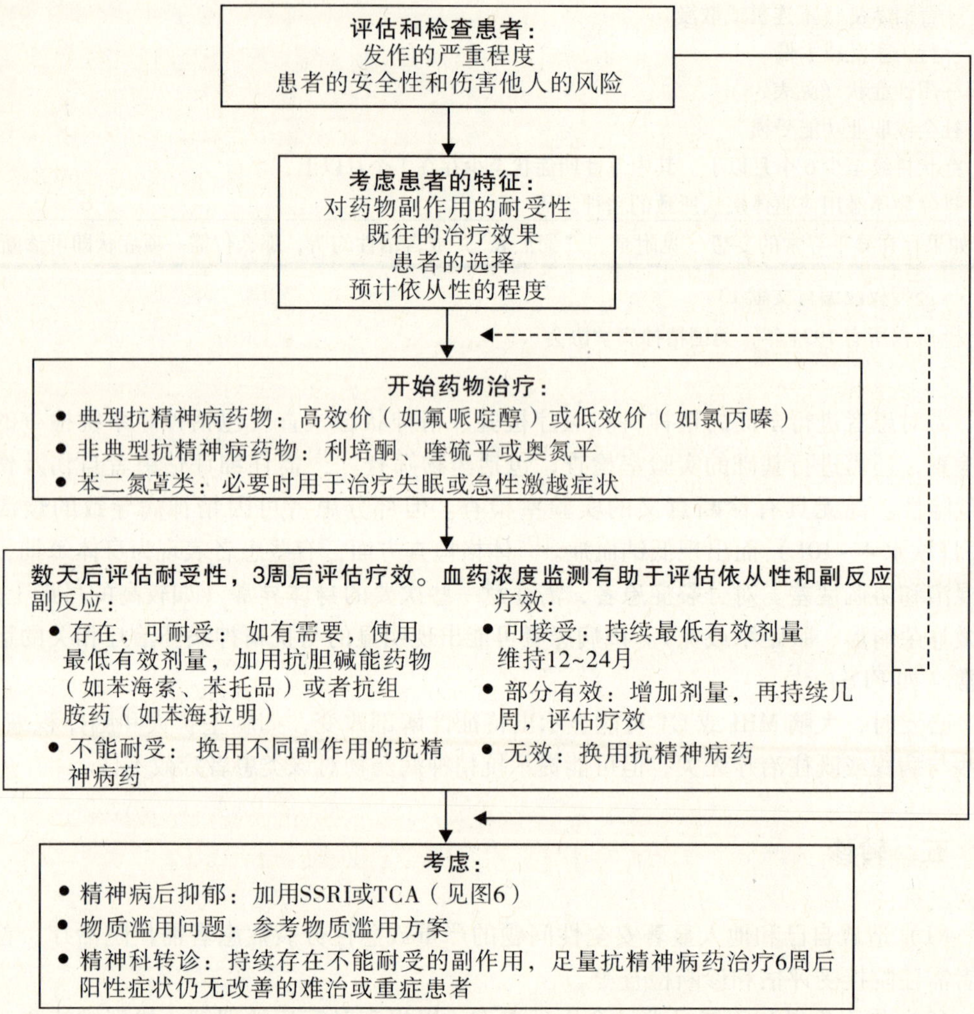

图 10　分裂症的药物治疗方案[203][206][209]　（缩略语见附录二“词汇表”）

（1）急性期抗精神病药物：急性期治疗目标是减轻症状、防止伤害、改善功能以及确立短期和长期治疗计划。典型的神经阻滞剂（如氯丙嗪、氟哌啶醇）通常被认为是治疗分裂症的一线药物（见图 10）；它们的疗效相似，根据不同的药理特性选择不同的药物（如镇静作用较强的药物倾向用于治疗伴有焦虑的患者）（见表 80）。由于 EPS 的副作用轻，非典型抗精神病药利培酮、喹硫平或奥氮平也被认为可作一线药物；而氯氮平则限定用于治疗难治性分裂症（见第 102 页）。其他需考虑的用药因素包括既往疗效、患者的选择以及对治疗依从性的期望程度（如予患者长效针治疗，可选择相应的口服药物）。[203]

抗精神病药治疗应该从低剂量起使用（见表 80 和表 84），滴定约需 3 周的时间。

首剂大剂量治疗方法（如快速神经阻滞疗法）并不恰当，因为其可能导致显著的副作用。[203] 可采用血药浓度监测来评估依从性，但对大多数抗精神病药物血药浓度与疗效的关系尚未明确。若患者依从性差，可考虑液体剂型或注射液。如果出现副作用（如EPS），可采用“锥体外系副作用的治疗药物”（见第108页）章节中介绍的抗胆碱能药物或抗组胺药物。

足剂量足疗程（如≥6周）的抗精神病药治疗对大多数分裂症患者是有效的。[207] 既往治疗有效的患者往往对疾病复发时的药物治疗也会有效。然而，药物对部分患者的疗效会随着反复发作次数的增加而降低。可能提示疗效更好的特征包括：女性、晚发病、良好的病前社会功能、急性发作（相对于隐匿性发作）、明显的阳性症状。[207]

（2）急性期苯二氮䓬类药物：如果突出的特征是激越、静坐不能或失眠，并观察到患者急性的攻击行为加重，可采用苯二氮䓬类药物。[207]

（3）维持期：维持治疗紧接于急性期治疗。其治疗目的是维持或改善社会功能和生活质量，建立监测依从性和副作用的随访方法。

分裂症患者抗精神病药物治疗至少维持12个月，并尽可能达到24个月以减少复燃率。首次急性发作缓解后未坚持治疗者复燃风险很高（40%～60%）。[203] 不少患者需要终生药物治疗。典型抗精神病药物的维持治疗是有效的，但必须衡量持续用药可能导致TD风险的增加。如果患者稳定，依从性好，没有自杀或暴力行为，则应该在维持期数月内每2～4周逐渐减量。如果复燃，典型抗精神病药物剂量应增加到急性期治疗水平，或考虑选用非典型抗精神病药物。[203][207] 出现分裂症后抑郁的患者需要抗抑郁治疗。维持期物质滥用的问题也容易出现。[203]

（4）治疗抵抗性：对15%～30%的患者而言，抗精神病药物治疗仍不能消除其残留的阳性症状。[210] 氯氮平适用于难治性患者，但由于粒细胞减少的风险（见第103页），需在治疗初期每周检测血常规。越来越多的证据表明新型非典型抗精神病药物如利培酮、奥氮平和喹硫平对难治性患者更有效，副作用也较典型抗精神病药物少。对评估为治疗抵抗或部分治疗抵抗的患者，需合用锂盐或抗惊厥药物、ECT、苯二氮䓬类药物或抗抑郁剂的患者，应考虑转诊至精神科。有关这些方法的全面探讨超出了本手册的范围（见文献203和207）。

（沐楠译　马崔审定）

第二章 精神药物制剂

在开任何药物处方之前，医生应该查询现有的完整处方信息，如《医生常用药物参考》（*Physicians' Desk Reference*®，医药经济有限公司出版，自动更新）、《美国医院处方服务药物信息》（*AHFS Drug Information*®，美国卫生系统药剂师协会出版，自动更新），或《事实与对照》（*Facts and Comparisons*®，事实与对照公司出版，每月更新）。除非有其他引用，本章节的信息与上述或类似资源一致。

第一节 抗抑郁药

抗抑郁药对治疗抑郁障碍、多数焦虑障碍及某些进食障碍均有效。虽然三环类抗抑郁药、选择性5－羟色胺再摄取抑制剂（如帕罗西汀、氟西汀、氟伏沙明、舍曲林、西酞普兰）、单胺氧化酶抑制剂和其他各种类型抗抑郁药（如安非他酮、米氮平、奈法唑酮、曲唑酮和文拉法辛）的疗效等同，但在安全性和副作用上却有较大的差异。因此，医生应根据一系列标准来选择某种抗抑郁药，如患者对药物的耐受性、首过效应、躯体状况、药物间相互作用和价格。

译者注：最新的一项对12种新一代抗抑郁药治疗重性抑郁障碍疗效的荟萃分析表明：米氮平、西酞普兰、文拉法辛和舍曲林的疗效均显著优于度洛西汀、氟西汀、氟伏沙明、帕罗西汀及瑞波西汀。瑞波西汀的疗效最差；西酞普兰和舍曲林耐受性最佳，停药率显著低于度洛西汀、氟伏沙明、帕罗西汀、瑞波西汀及文拉法辛。由于西酞普兰和舍曲林临床使用的特点不同，舍曲林在疗效、耐受性及药物费用间可能具有更好的平衡，可作为治疗成人中至重度重性抑郁障碍的首选药物。

一、三环类抗抑郁药

近年来，三环类抗抑郁药（Tricyclic Antidepressants，TCAs）（见表40和表41）作为治疗抑郁障碍一线用药的地位已被耐受性和安全性更好的新药所取代。

表 40 口服 TCA 治疗概述

特性	评述
机制	快速抑制去甲肾上腺素和 5 - HT 的再摄取，但需 2 ~ 4 周才起效，这可能因为神经递质受体的敏感度和密度的调节、信号转导机制或基因表达的改变均较慢
药代动力学	口服吸收好，达峰时间为 2 ~ 6 小时；蛋白结合率 > 90%，脂溶性高。QD 服用（$t_{1/2}$为 24 小时）。主要通过 CYP450 代谢，有数种活性代谢产物。药物间常相互作用（TCAs 在一定程度上抑制 CYP2D6）。一些 TCAs（如去甲替林）的血药浓度与疗效相关，但需注意剂量的个体化差异
疗效	治疗重性抑郁障碍及其亚型、某些焦虑障碍有效，对伴有精神病性症状的抑郁障碍亦有效（与抗精神病药联用）。其他用途：偏头痛、遗尿症、慢性疼痛
安全性	镇静、口干、体位性低血压、头晕及便秘。严重副作用：心脏传导异常、心动过速、心传导阻滞。治疗指数低，因此过量时致死性较高
用法	剂量个体化；起始剂量低，睡前服用；若 7 ~ 10 天后无效，则加大剂量。若 2 周后仍无效，可继续加量。临床效果可能延迟 4 周后才出现。对老年患者应使用小剂量，并减慢滴定速度。至少检测一次血药浓度；对发生毒性反应或依从性差的患者，应更频繁地检测血药浓度

缩略语见附录二“词汇表”

（一）疗效

所有 TCAs 对治疗重性抑郁障碍及其亚型（如更年期抑郁症）、一些焦虑障碍均有效。氯米帕明是 FDA 唯一批准用于治疗强迫症的药物。[211]

（二）药物间相互作用

其他药物与 TCAs 间的相互作用主要是通过影响 TCAs 在体内的肝脏代谢或增强中枢神经系统的副作用。虽然在初级保健机构中，已不再常规联用 MAOIs 和 TCAs，但仍需警惕。合并使用 MAOIs 和 TCAs（氯米帕明除外，因为其具有 5 - 羟色胺样的特性）有一定的疗效，但必须进行适当的医学监测以保障用药安全。

（三）安全性

因为与中枢神经系统受体间的相互作用，TCAs 可引起一些有重要临床意义的副作用，这些副作用会给年轻患者或躯体健康的患者带来不良影响，尤其会给老年患者或躯体状况较差的患者（特别是心脏病患者）带来严重的影响。[214][215]

例如，老年患者对与胆碱能受体和 α- 肾上腺素受能体相关的副作用特别敏感；这类患者常出现摔倒和骨折。[216] 与年轻患者相比，老年患者在较低的血药浓度水平即可出现与剂量相关的毒性精神病性反应（如意识模糊、谵妄）。[214]

表 41 TCAs 口服制剂特点的比较[211][212]

组/药物	对再摄取的抑制活性 NE	对再摄取的抑制活性 5-HT	常用剂量（mg/d）	抗胆碱能	镇静	体位性低血压	有效血药浓度（ng/mL）
叔胺类							
阿米替林	++	+++	50~300	++++	++++	++	110~250①
氯米帕明	++	+++++	25~250	+++	+++	++	80~100
多塞平	+	++	25~300	+++	+++	++	100~200①
丙咪嗪	++②	+++	30~300	++	++	+++	200~350①
曲米帕明	+	+	50~300	++	+++	++	180①
仲胺类							
阿莫沙平③	+++	++	50~600	+++	++	+	200~500
地昔帕明	++++	++	25~300	+	+	+	125~300
去甲替林	++	+++	30~100	++	++	+	50~150
普罗替林	++++	++	15~60	++++	+	+	100~200
四环类④							
马普替林	+++	0/+	50~225	++	++	+	200~300①

+++++=最高；++++=很高；+++=高；++=中度；+=轻度

缩略语见附录二“词汇表”

①母体及其活性代谢产物

②通过地昔帕明（主要代谢产物）发挥作用

③抗精神病药洛沙平的一种代谢产物；也阻滞多巴胺受体

④米氮平也是一种四环类药物，但不同于 TCAs，将分开描述

表内信息摘自 *Physicians' Desk Reference*、*Facts and Comparisons* 或 *AHFS Drug Information*。请参阅上述资源以获得现有的和补充的处方信息

TCAs 的一些副作用可被逐渐耐受，低剂量起始、缓慢加量的给药方法可在用药早期减少这些副作用。其他常见的副作用有：意识模糊、头痛、皮疹、恶心和呕吐，还可能出现光过敏。大多数 TCAs 均为妊娠 C 类药物，在母乳中有低浓度的分泌；马普替林在母乳中的浓度与血清浓度相当。

（四）警告及预防

一般剂量的 TCAs 可能诱发心绞痛、心律失常、心脏收缩异常或心动过速。因此需慎用 TCAs，尤其对伴有心血管疾病或甲状腺功能亢进的患者要进行心电图监测，对急性心肌梗死的患者则应避免使用该类药物。TCAs 治疗窗狭窄，摄取 1~2 周的药物剂量即可引起严重的毒性反应，并可能致命。对有自杀意念、自杀计划或企图的患者，建议不要使用大剂量的 TCAs。当 TCAs 过量时，它对心脏的毒性反应可导致强烈的抗胆

碱能作用和奎尼丁样作用，这些可引起心脏传导阻滞、心脏收缩力减弱、严重心律不齐、心搏停止和猝死。

TCAs 可降低癫痫发作阈值，可能引起既往有或无癫痫发作史的患者出现癫痫发作，这可能与药物剂量有关。马普替林禁用于癫痫患者；使用较高剂量治疗时，也应分次服用。因 TCAs 具有强烈的抗胆碱能作用，对尿潴留或闭角型青光眼的患者应慎用。有报道表明 TCAs 可引起骨髓抑制和肝炎，故需在用药基线和用药后定期监测白细胞和肝功能。TCAs 还可能诱发或加重精神分裂症或双相障碍患者的精神病性症状或躁狂或轻躁狂。

表 42　TCAs 常见的药物间相互作用[211][213]

相互作用的药物	相互作用的影响
酒精	精神运动性损害↑
抗胆碱能药物	TCAs 可能↑抗胆碱能作用
抗凝血剂	TCAs 可能↓华法林代谢或干扰蛋白结合：↑疗效。注意监测 PT
典型抗精神病药物	酚噻嗪类或氟哌啶醇可能↑TCAs 浓度；TCAs 也可能↑抗精神病药物浓度
巴比妥类	↓TCAs 浓度；可能↑中枢神经系统抑制
西咪替丁	↑TCAs 浓度：↑抗胆碱能作用
可乐定	TCAs 可能拮抗其降压作用；可能导致高血压危象；应避免合用
胍乙啶	TCAs 可能拮抗其降压作用；应密切监测血压或避免合用
氟哌啶醇	↓TCAs 代谢：↑TCAs 浓度及副作用
左旋多巴	TCAs 可能↓吸收
MAOIs	若两者合用或在 MAOIs 停用 7~14 天内联用 TCAs，则可能出现严重的 5-HT 综合征。在密切监测下，或许可与叔胺类 TCAs 联用（氯米帕明除外）。
哌甲酯	↓TCAs 代谢：↑TCAs 浓度
口服避孕药	↓TCAs 代谢：↑TCAs 浓度
酚噻嗪类	↓TCAs 代谢：↑TCAs 浓度，↑抗胆碱能副作用。TCAs 也可能↑酚噻嗪浓度
苯妥英	TCAs 可能↑苯妥英浓度；注意检测苯妥英浓度。苯妥英也可能↓TCAs 浓度
奎尼丁	可能通过抑制 TCAs 代谢而↑其浓度；可能对心脏传导有附加效应
SSRIs	↓TCAs 代谢：↑TCAs 浓度（>100%）及副作用
拟交感神经兴奋性胺类①	合用时可能导致心律失常、高血压及心动过速

缩略语见附录二“词汇表”

①如右美沙芬、麻黄碱、去甲肾上腺素、美芬丁胺、哌甲酯、去氧肾上腺素、苯丙醇胺、伪麻黄碱等

表内信息摘自 *Physicians' Desk Reference*、*Facts and Comparisons* 或 *AHFS Drug Information*。请参阅上述资源以获得现有的和补充的处方信息

表 43　TCAs 常见的副作用	
受体	常见表现
抗胆碱能受体	口干、便秘、视物模糊、小便困难、对老年患者的认知损害
抗组胺受体	镇静、体重增加
5－羟色胺受体	性功能障碍
α－肾上腺素能受体	体位性低血压、头晕

缩略语见附录二"词汇表"

表内信息摘自 *Physicians' Desk Reference*、*Facts and Comparisons* 或 *AHFS Drug Information*。请参阅上述资源以获得现有的和补充的处方信息

（五）用药指南

个体化用药剂量和剂量滴定可参考相应的药品说明以获得更详细的信息。一般而言，以治疗剂量范围中较低的剂量进行初始治疗，如果疗效不理想，则隔1～2周逐渐加量。若患者可耐受该剂量，则维持治疗2周再增加治疗剂量。TCAs 可能需2～4周的时间才能完全起效。对老年患者和伴有严重肝肾功能损害的患者，起始治疗剂量应更低、加量应更缓慢，把出现毒性反应的风险降到最低。老年患者的有效治疗血药浓度范围与年轻患者一样。突然停药可能导致类胆碱样副作用的反弹，以每3～7天减少25～50mg 为宜。

表 44　SSRIs 治疗概述	
特性	评述
机制	有效且选择性地抑制 5－HT 再摄取以致突触间 5－HT 活性↑。[217]对 NE 和 DA 再摄取的抑制作用微弱，对胆碱能、组胺、GABA、α－肾上腺激素受体或 β－肾上腺素受体的影响很小
药代动力学	口服吸收良好，达峰时间为6小时（见表46）；食物对药物吸收没有严重的临床影响。主要通过肝酶 CYP450 代谢。各种 SSRI 的半衰期及药物活性代谢产物在药代动力学上是不同的。药物间相互作用较常见。药效与血药浓度无关
疗效	是治疗抑郁症（伴有或不伴有焦虑障碍）及许多焦虑障碍（如 OCD、PD，社交焦虑障碍）的一线用药
安全性	短暂的头晕、嗜睡、震颤、出汗、头痛、口干、腹泻、恶心、呕吐、性功能障碍等"焦虑不安"均有报道。药物过量时较 TCAs 安全。突然停药会导致短暂的撤药综合征（"上肢触电感"、头晕、不适）
用法	QD 服用；根据病情需要，用药2～3周后可逐渐加量（氟西汀需间隔更长的时间）。用药4～6周内完全起效；对老年患者、伴有肝肾功能损害或显著焦虑的患者，应减少起始剂量

缩略语见附录二"词汇表"

表 45　SSRIs 特点的比较[212][219]

药物	对再摄取的抑制活性			常用剂量（mg/d）	抗胆碱能	镇静	体位性低血压	有效血药浓度（ng/mL）
	DA	NE	5-HT					
帕罗西汀	0	0/+	+++++	20~50	0/+	0/+	0	NR
氟西汀	0	0/+	+++++	20~60	0	0/+	0	NR
舍曲林	0/+	0/+	+++++	50~200	0	0/+	0	NR
氟伏沙明	0	0/+	++++	50~300	0	0/+	0	NR
西酞普兰	0	0	+++++	20~40	0	0/+	0	NR

++++++=最高；+++++=很高；++++=高；+++=中度；+=轻度；0=无

NR=与临床疗效无关；其他的缩略语见附录二“词汇表”

表内信息摘自 *Physicians' Desk Reference*、*Facts and Comparisons* 或 *AHFS Drug Information*。请参阅上述资源以获得现有的和补充的处方信息

表 46　SSRIs 药代动力学特点的比较[218][219]

药物	T_{max}（h）	$T_{1/2}$	蛋白结合率（%）	到达稳定浓度所需时间（d）	代谢途径
帕罗西汀	3~8	21h	93~95	7~10	肾脏 64%；肝脏 36%
氟西汀	6~8	4~6d	95	28~35	肝脏
诺氟西汀①	—	4~16d	—	—	—
舍曲林	4~9	26h	98	7~10	肾脏 40%~45%；肝脏 40%~45%
去甲舍曲林①	—	2~4d	—	—	—
氟伏沙明	4~8	14~16h	77~80	7~10	肾脏
西酞普兰	2~4	33h	80	7~10	肝脏
去甲基西酞普兰①	—	2d	—	—	—
去二甲基西酞普兰①	—	4d	—	—	—

缩略语见附录二“词汇表”

①活性代谢产物

表内信息摘自 *Physicians' Desk Reference*、*Facts and Comparisons* 或 *AHFS Drug Information*。请参阅上述资源以获得现有的和补充的处方信息

二、选择性 5 - 羟色胺再摄取抑制剂

FDA 批准的治疗抑郁障碍和一些焦虑障碍（如强迫症、惊恐发作）的 SSRIs 类药物包括：氟西汀、帕罗西汀和舍曲林。氟伏沙明仅被批准用于治疗强迫症，西酞普兰仅被批准用于治疗抑郁障碍（见表 44 和表 45）。帕罗西汀是唯一被批准用于治疗社交焦虑障碍的 SSRI。

（一）疗效

SSRIs 是治疗抑郁障碍有确切效果的一线用药，[216][220]~[225] 与其他抗抑郁药一样有效，并对治疗许多焦虑障碍也有效（如惊恐发作、强迫症和社交焦虑障碍）。[26] 对合并躯体疾病的患者，也推荐使用 SSRIs（见表 17）。

表 47　SSRIs 常见的药物间相互作用[213][226]

相互作用的药物	相互作用的影响
抗凝血剂	取代华法林与血浆蛋白的结合位点，导致 PT↑；检测 PT
非典型抗精神病药物	↑氯氮平浓度
β - 受体阻滞剂	↑血药浓度
BZ①	↓BZ 清除；↑血药浓度
卡马西平	↑卡马西平浓度可能导致毒性反应（氟西汀、氟伏沙明和舍曲林）
氟哌啶醇	↓氟哌啶醇代谢；↑浓度（氟伏沙明）
锂盐	锂盐可能↑SSRIs 的 5 - HT 能作用
MAOIs	两者联用或在 MAOIs 停药后 14 天② 内使用 SSRIs，均可能导致严重的 5 - HT 综合征（见附录二“词汇表”）
非镇静类抗组胺药物（阿司咪唑）	避免同时使用抑制 CYP3A4 的药物
苯巴比妥、苯妥英	氟西汀可能↑抗惊厥药物浓度；抗惊厥药物可↓帕罗西汀的 $t_{1/2}$
TCAs	↓TCAs 代谢；↑TCAs 浓度和副作用
茶碱	↓茶碱清除（氟西汀），↑其浓度；应↓茶碱使用剂量，并检测血药浓度
曲唑酮	帕罗西汀可能↓曲唑酮代谢；↑副作用（5 - HT 综合征）
1C 类抗心律不齐药物（恩卡尼、氟卡尼）	↑抗心律不齐药物浓度；避免同时使用

缩略语见附录二“词汇表”

①仅 BZ 的代谢通过氧化作用被影响（见表 68）

②SSRIs 较长的半衰期（如氟西汀）可能导致其需要数周的清洗期

表内信息摘自 *Physicians' Desk Reference*、*Facts and Comparisons* 或 *AHFS Drug Information*。请参阅上述资源以获得现有的和补充的处方信息

（二）药物间相互作用

SSRIs 与其他药物间的相互作用是通过对蛋白结合位点的取代或对肝脏 CYP450 同功酶的抑制作用而引起的（见表 47）。每种 SSRI 抑制肝脏不同的 CYP 酶系统，且抑制程度各异，提示药物间的相互作用是特异的，而非同一种类的效应。但对医生而言，需警惕 SSRI 与任何一种主要经 CYP 同功酶代谢的药物间可能存在的相互作用（文献 213 对此有综合概述）。绝对禁止任何一种 SSRI 与 MAOIs 合用；SSRI 停用 14 天内（长效的氟西汀可延至 5 周）使用 MAOIs 治疗的患者可能出现 5 – HT 综合征（见附录二“词汇表”），这是一种严重的并可能致死的反应。

（三）安全性

SSRIs 的一个重要优势是具有较好的安全性和耐受性。SSRIs 很少出现如 TCAs 的抗胆碱能样或肾上腺素样副作用（如静坐不能、心脏传导改变、视物模糊、口干等）；即使在药物急性过量时也远较 TCAs 安全，对 ECG 参数、血压的影响也较小。[214] 致死或非致死剂量但过量的西酞普兰与 QT 间期延长、窦性心动过速及心电复极化改变有关。[227][228]

短暂且常见的 SSRIs 副作用有：头晕、嗜睡、震颤、出汗、头痛、口干、腹泻、恶心和呕吐（若患者已耐受，则通常仅表现为恶心）。总体来说，SSRIs 中各个药物的安全性大致相同。但氟西汀可能引起治疗中的急性焦虑、紧张和失眠；帕罗西汀可能引起嗜睡；舍曲林可能引起腹泻。[220] 在开始治疗后的最初几周，约 16% 的患者可能出现“焦虑不安”或“激越”综合征，主要表现为焦虑、不安、紧张、失眠和胃肠道症状。这类综合征可能更多见于氟西汀。如果没有告知患者这类症状可能随治疗而缓解，那么患者可能会因此中断治疗。在 SSRIs 治疗初期，可短暂地使用苯二氮䓬类药物（如阿普唑仑、氯硝西泮）来减少以上症状的持续时间并缓解其严重程度；[229] 当然更谨慎的方法是使用较小的初始剂量和缓慢加量。

所有的 SSRIs 均会引起性功能障碍，障碍程度比使用 TCAs 高得多。因为该类副作用的报道较少，故很难明确其真实数据，但估计高达 25%～50% 的患者至少有轻度症状，如性欲↓、性唤醒↓、性高潮的持续时间减短及强度减退。[230] 男性患者还可能出现阳痿及射精能力下降。性过度刺激在女性患者中罕见。[231][232] SSRIs 还可能导致患者出现短期的体重下降，但这更多见于氟西汀。在舍曲林治疗的最初几周内可能出现短暂的、无症状性的 LFT 增加；停药后，以上这些症状会逐步消失。SSRIs 为妊娠 C 类药物。与其他抗抑郁药物一样，SSRIs 可随母乳分泌，故哺乳期女性要慎用。[233] 当然，各种 SSRIs 在母乳中的分泌浓度不同（见表 101）。

（四）警告及预防

氟西汀可能导致患者出现皮疹，同时伴有白细胞增多、发热、浮肿、呼吸窘迫、淋巴结肿大、蛋白尿和 LFTs 轻度增高。出现皮疹的患者有可能会发展成为一种少见的类似血管炎的系统疾病，呼吸困难可能是最早且唯一的症状。故一旦患者出现皮疹，应立即停用氟西汀。

氟西汀可能引起低血糖；对合并糖尿病的患者，需注意调整胰岛素或磺脲剂量。对癫痫患者，应慎用 SSRIs。

（五）用药指南

（1）氟西汀：治疗抑郁障碍的常用起始剂量为 20mg QD，早上服用。与所有抗抑郁药物一样，起效需延迟数周。若病情需要，可逐渐加量至最大剂量 80mg/d。治疗强迫症的起始剂量是头两周 20mg QD；之后可根据病情，增加至 40mg/d。通常治疗剂量为 40～60mg/d，但一些患者可能需要用到最大剂量 80mg/d。治疗神经性贪食症的常用起始剂量为 60mg/d。值得注意的是，对老年患者或伴有肝肾功能损害的患者要减少起始剂量至 10mg/d 或减少服药次数。当调整药物剂量或停止治疗时，氟西汀较长的药物半衰期和活性代谢物可导致药效持续时间延长。

（2）氟伏沙明：治疗强迫症的常用起始剂量为 50mg HS；根据病情需要，每 4～7 天增加 50mg/d 直到最大剂量 300mg/d。氟伏沙明半衰期较短，当总剂量超过 100mg/d 时，应等分为两份，每日服用两次，这样可将药物副作用风险降到最低；如果两次服用剂量不等，则睡前服用较大的剂量。对老年患者或伴有肝功能损害的患者要减少起始剂量。

（3）帕罗西汀：治疗抑郁障碍的常用起始剂量为 20mg QD，早上服用。若用药 2～3 周后疗效不理想，可每周增加 10mg/d 直至最大剂量 50mg/d。对老年患者或伴有肝肾功能损害的患者应使用更低的起始剂量 10mg/d，且最大剂量为 40mg/d。治疗惊恐发作的常用起始剂量是 10mg QD，早上服用；每周增加 10mg/d 直到目标剂量 40mg/d，最大剂量为 60mg/d。治疗强迫症的常用起始剂量为 20mg QD，早上服用；每周增加剂量不超过 10mg/d，直至最大剂量 60mg/d。治疗社交焦虑障碍的常用起始剂量是 20mg QD，早上服用；若疗效不理想，可每周增加剂量不超过 10mg/d，直至最大剂量 60mg/d。

（4）舍曲林：常用起始剂量为 50mg QD，早上或晚上服用；若用药一周或更长时间后疗效仍不理想，可逐步加量至最大剂量 200mg/d。大多数患者需用到 100～150mg/d。对老年患者或伴有肝肾功能损害的患者，起始剂量为 25mg QD，早上服用。

（5）西酞普兰：常用起始剂量为 20mg QD，早上或晚上服用；用药一周后可加量至 40mg/d。对老年患者或伴有肝功能损害的患者，起始剂量也为 20mg/d；若治疗无效，亦可加量至 40mg/d。

当停用任何一种 SSRI 时，应缓慢减量以减少撤药症状（如焦虑、头晕、头痛、感冒样症状和感觉异常）。突然停药可能导致这些症状的出现，[234] 故要告知患者这类症状是短暂的，并建议他们不要在没有咨询过医生的前提下骤然停药。半衰期较短的 SSRIs（如帕罗西汀、氟伏沙明和舍曲林）的撤药症状通常在停止治疗后会持续 1～2 周。由于氟西汀的半衰期较长，故可能在停药 25 天后才出现撤药症状[235]（见表 46），并可能持续到第 56 天。

三、单胺氧化酶抑制剂（MAOIs）

40 年来，MAOIs 为抑郁障碍提供了有效的治疗手段。在美国，有两种 MAOIs 被广泛使用：苯乙肼和苯环丙胺（见表48）；异唑肼只在非常有限的情况下才使用。但由于MAOIs存在严重的安全性问题，需要患者严格遵照处方用药及饮食规则，故该类药物已降为治疗抑郁障碍的三线用药。

表48　MAOIs治疗概述

特性	评述
机制	不可逆转、非选择性抑制单胺氧化酶→↑肾上腺素、NE、5-HT水平
药代动力学	资料有限；口服吸收良好。药效与血药浓度无关。常见药物/食物间相互作用
有效性	是治疗依从性不好的重性抑郁障碍的三线用药；对治疗老年抑郁、非典型抑郁、双相抑郁及社交焦虑障碍有效
安全性	体位性低血压、头晕、头痛、口干、失眠、恶心、便秘或腹泻、厌食或体重增加。若同时摄取富含酪胺的食物或拟交感神经药物会导致高血压危象（见表49和表50）
剂量	苯乙肼15 mg TID；若患者耐受，可↑至60~90mg/d。可能需≥4周才起效。若要停药，则需数周逐渐减量。苯环丙胺30mg/d（分次服用）；若用药2周后无效，每1~2周可增加10mg/d直至最大剂量60mg/d

缩略语见附录二“词汇表”

（一）疗效

因为苯环丙胺具有安非他明样特性，故其起效时间（10天）较苯乙肼（3~4周）快。虽然如此，但两者同样有效。[236]当停药后，苯环丙胺的临床作用可持续数天，苯乙肼则可持续数周。由于MAOIs具有严重的安全性问题（如高血压危象、5-HT综合征和性功能障碍），故已很少作为治疗抑郁障碍的一线药物。但对双相抑郁、非典型抑郁、社交焦虑障碍或对其他抗抑郁药物治疗无效的患者，仍是一个合理的用药选择。[236]~[238]

表49　富含酪胺的食物*

限制	食物举例
避免使用	陈年的奶酪，陈年的或盐腌肉（如意大利腊肠、熏牛肉、晒干的香肠或熏腊肠、生熏的摩泰台拉香肚），变质的或储存不当的肉、家禽类及鱼类，蚕豆，酵母调味剂，生啤酒
适量使用	红酒或白酒（8盎司/日），家用瓶装或罐装啤酒（2瓶或2罐/日）（包括非酒精的啤酒）①
允许使用	鳄梨，香蕉，牛肉汤或鸡肉汤，巧克力，新鲜或淡味奶酪或奶制品（如农家干酪、意大利乳清干酪、奶油干酪），新鲜的肉类、家禽类及鱼类，花生，豆奶，储存良好的新鲜的烟熏鱼或糟鱼

①一些权威机构提倡禁止服用所有的啤酒或红酒，因为不同牌子酒类的酪胺含量也不同

经许可转引自文献239

（二）药物或食物间相互作用

同时摄取富含酪胺的食物（见表49）或拟交感神经兴奋性胺类（如非处方咳嗽药/感冒药、过敏物质、食欲抑制药）可能诱发高血压危象。其他药物间的相互作用详见表50。

表50 MAOIs常见的药物间相互作用[236]

相互作用的药物	相互作用的影响
β－受体阻滞剂	联用可能导致心动过缓
降糖药物	可能↑低血糖反应或延迟从低血糖状态中恢复
巴比妥类	↑CNS抑制
安非他酮	↑急性安非他酮毒性反应（苯乙肼，动物实验资料）。禁止联用；停用MAOIs≥14天才能开始使用安非他酮
卡马西平	禁止联用；停用MAOIs≥14天才能开始使用卡马西平
L－色氨酸①	可能导致体温过高、换气过度、意识不清、谵妄、激越、轻躁狂；避免联用
哌替啶	可能出现5－HT综合征（见附录二“词汇表”）、高热、昏迷、僵硬、兴奋、高血压（可能致命）；使用其他麻醉性镇痛药
奈法唑酮	虽然没有直接的评估，但在停用MAOIs 14天内使用该药可能会出现5－HT综合征（见附录二“词汇表”）。允许在停用奈法唑酮7天后使用MAOIs
拟交感神经兴奋性胺类②	可能出现高血压危象；可能是致死性的（见下页“警告及预防”）
TCAs，SSRIs	与MAOIs联用或在MAOIs停药14天③内使用，均可能导致严重的5－HT综合征（见附录二“词汇表”）。在密切监测的前提下，或许可以使用叔胺类TCAs（氯米帕明除外）。禁止与SSRIs联用
曲唑酮	与MAOIs联用或在MAOIs停药14天内使用，均可能导致5－HT综合征（见附录二“词汇表”）。虽然这可能与用药剂量有关（≥150mg/d），但一般仍不建议两者联用。停用曲唑酮7天后可使用MAOIs

缩略语见附录二“词汇表”

①在美国，并不提供该类药物的使用，除非在一些草药制剂中

②如右美沙芬、麻黄碱、去甲肾上腺素、美芬丁胺、哌甲酯、去氧肾上腺素、苯丙醇胺、伪麻黄碱等

③SSRIs较长的半衰期（如氟西汀）可能导致其清洗期需要数周

表内信息摘自 *Physicians' Desk Reference*、*Facts and Comparisons* 或 *AHFS Drug Information*。请参阅上述资源以获得现有的和补充的处方信息

（三）安全性

常见的副作用包括：体位性低血压、头晕、头痛、口干、失眠或睡眠过度、恶心、便秘或腹泻、外周性水肿、皮疹、厌食或体重增加；对用药剂量过高或长期用药的双相抑郁患者，还可诱发轻躁狂。MAOIs 对孕期或哺乳期妇女的安全性尚未明确（见“妊娠及哺乳期的药物使用”，第 122 页）。

（四）警告及预防

MAOIs 禁用于：嗜铬细胞瘤、肝脏疾病或 LFTs 异常、严重肾功能损害、脑血管疾病、有头痛病史、心血管疾病、充血性心衰、高血压或 60 岁以上可能伴有器官功能损害或大脑血管硬化的患者。

高血压危象（也称“奶酪效应”）有时是致命的。它可以在患者摄取了与 MAOIs 配伍禁忌的食物或药物（见表 48 和表 49）的几小时内出现。早期症状可能表现为严重的头痛、颈僵硬或心悸之后的恶心、呕吐、出汗、瞳孔扩大，伴有心动过速或过缓的胸部压痛。应告知患者，当这些症状继续恶化时，需马上寻求急救医疗机构的帮助。倘若这些症状和体征继续发展，应立即停用 MAOIs；若出现严重的高血压，应立即进行适当的心血管治疗和支持治疗，可使用 α_1 - 受体阻滞剂（如酚妥拉明）或钙离子通道阻滞剂（如硝苯吡啶 10mg 口服）。

（五）用药指南

苯乙肼：起始剂量为 15mg TID；若患者可耐受，则增加至 60 ~ 90mg/d。在这个剂量水平，可能需 4 周或更长的时间才能观察到较明显的临床疗效。若停药，则数周内逐渐减少剂量。

苯环丙胺：常用剂量为 30mg/d（分次口服）。若用药 2 周后病情无改善，每 1 ~ 2 周可加量 10mg/d 至最大剂量 60mg/d。撤药应缓慢。建议对患者进行饮食咨询和监督。

表 51　其他各种口服抗抑郁药特点的比较[212]

药物	对再摄取的抑制活性			常用剂量	抗胆碱	镇静	体位性
	DA	NE	5 - HT	(mg/d)	作用		低血压
安非他酮	+	0/ +	0/ +	200 ~ 450	0	0/ +	+
米氮平	0	+	0	15 ~ 45	0	+ + + +	0
奈法唑酮	0	+	+ +	200 ~ 600	0	+ + +	+
曲唑酮	0	0	+ +	150 ~ 600	0	+ + +	+ +
文拉法辛	0	+ +	+ + +	75 ~ 375	0	0	0

+ + + + + + = 最高；+ + + + + = 很高；+ + + = 高；+ + = 中度；+ = 轻度；0 = 无

其他的缩略语见附录二“词汇表”

表内信息摘自 *Physicians' Desk Reference*、*Facts and Comparisons* 或 *AHFS Drug Information*。请参阅上述资源以获得现有的和补充的处方信息

四、其他各种抗抑郁药

其他种类的抗抑郁药（见表51）还包括安非他酮（见表52）、米氮平（见表54）、奈法唑酮（见表56）、曲唑酮（见表58）和文拉法辛（见表60）。这些药物在化学结构上与TCAs、SSRIs及MAOIs不同。上述药物将在以下章节中简要概述。

表52　安非他酮治疗概述

特性	评述
机制	确切的作用机制尚不完全清楚；对NE、DA及5－HT再摄取的抑制作用微弱；轻度激活DA受体。活性代谢产物（羟基安非他酮）可选择性地抑制NE，但不抑制5－HT再摄取[240]
药代动力学	达峰时间为2小时（缓释剂要3小时）；$t_{1/2}$为14小时（速释剂）及21小时（缓释剂），80%～85%的蛋白结合率。有几种活性代谢产物。肝肾疾病或CHF可能导致药物代谢及清除的改变。药效与血药浓度无关，但在20～40ng/mL的浓度范围内，药效可能与血药浓度相关
疗效	与TCAs和SSRIs的疗效相当，但不是治疗抑郁障碍的一线用药（剂量滴定或癫痫问题）。也用于治疗社交焦虑障碍、双相抑郁
安全性	口干、恶心；无镇静作用，但兴奋CNS的副作用较麻烦。体位性低血压罕见。可能性功能↑或↓。诱发癫痫发作的风险较低，但一旦诱发则较严重；癫痫发作一般仅限于速释剂，主要见于神经性贪食症患者
剂量	速释剂：100mg BID，3天后增加至100mg TID，数周后可加量至150mg TID；最大剂量为450mg/d，150mg/dose。缓释剂：150mg QD，4天后增加至150mg BID；最大剂量为200mg BID。始终要注意缓慢加量以↓癫痫发作和CNS的兴奋作用。伴有肝肾疾病的患者要↓用药剂量

缩略语见附录二“词汇表”

（一）安非他酮

安非他酮有速释剂和缓释剂两种剂型（见第41页“尼古丁滥用和依赖”）。

1. 疗效

安非他酮与TCAs和SSRIs疗效相当，但因为速释剂存在某些安全性问题（如癫痫），故通常不作为抗抑郁一线用药。[241]由于安非他酮具有激活样副作用，所以传统上可用于治疗对其他抗抑郁药治疗抵抗或不能耐受以及非典型抑郁患者。[216]一般来说，安非他酮对性功能没有影响，故对其他抗抑郁药导致性功能障碍的患者，或许可换用安非他酮治疗。[230]有研究报道安非他酮对性功能有刺激作用，[230]使用该药物可减少性功能障碍。有报道表明安非他酮对治疗社交焦虑障碍和双相抑郁有效，但不主张用于神经性贪食症及惊恐障碍（见第71页“警告及预防”）。还有一例报道称安非他酮可治疗心肌梗塞后抑郁。[242]

2. 药物间相互作用

安非他酮可能诱导自身和其他药物的代谢（见表53）。

3. 安全性

与TCAs相比，安非他酮的副作用较轻，无镇静作用及强烈的抗胆碱能副作用，在心脏方面也较TCAs更安全（如无明显意义的ECG改变）。口干和恶心在治疗早期较常见，但体位性低血压罕见。与其他抗抑郁药相比（如SSRIs），安非他酮很少引起性功能障碍，反而有报道说它能改善或增强性功能。[230][243]安非他酮有轻度的多巴胺激活作用，故可能刺激中枢神经系统而导致坐立不安、激越、失眠等症状，这可能需要暂时的对症治疗（如使用镇静剂或催眠药）或停药，但这类副作用也许对社会退缩的抑郁患者有益。[243]与其他抗抑郁药相比，安非他酮引起的体重减轻可能更明显。安非他酮为妊娠B类药物（见附录二“词汇表”；“妊娠及哺乳期的药物使用”，第122页），故对哺乳期妇女应评估其用药风险。

表53　安非他酮常见的药物间相互作用[241]

相互作用的药物	相互作用的影响
酒精	可能↓癫痫发作的阈值；限制或避免使用酒精
卡马西平	卡马西平可能↓安非他酮的浓度
左旋多巴	↑左旋多巴的副作用；↓左旋多巴剂量
锂盐	可能↑癫痫发作的风险
MAOIs	↑急性安非他酮毒性反应（苯乙肼，动物实验资料）。禁止联用；停用MAOIs≥14天才可使用安非他酮
丙戊酸	安非他酮可能↑丙戊酸浓度

缩略语见附录二“词汇表”

表内信息摘自 *Physicians' Desk Reference*、*Facts and Comparisons* 或 *AHFS Drug Information*。请参阅上述资源以获得现有的和补充的处方信息

4. 警告及预防

安非他酮禁用于癫痫、目前或既往诊断为神经性贪食症或神经性厌食症的患者，以及目前使用MAOIs或停用MAOIs不足14天的患者。使用速释剂450mg/d诱发癫痫的风险约0.4%（4/1 000）。对日服用总剂量较高者（>450mg/d）、单次服用剂量较高者（>150mg/d）或伴有易感因素的患者（如头颅外伤、中枢神经系统肿瘤），癫痫发生率更高并可在任何治疗阶段中发生。对目前联用抗精神病药物或突然停用苯二氮䓬类药物及酒精戒断的患者，应慎用安非他酮（见以下的用药指南）。[241]约1/3的用药过量患者可发生癫痫；癫痫复杂性发作、心动过缓和心脏停搏可导致患者死亡。

5. 用药指南

常用起始剂量（速释剂）为100mg BID；3天后增加至100mg TID。在增加至最大

推荐剂量 150mg TID（450mg/d）前，应维持该剂量 100mg TID 治疗数周以充分评估其临床疗效。常用起始剂量（缓释剂）为 150mg QD，4 天后增加至 150mg BID；最大剂量是 200mg BID。对伴有肝肾功能损害的患者，应使用较低的剂量以避免安非他酮或其活性代谢物在体内的蓄积。通过口服缓释剂或限制速释剂每日总量 < 450mg 及单次口服剂量 < 150mg，或采用 TID/BID 的口服方法，可减少血药峰值浓度，从而降低药物诱发癫痫发作的风险。逐步加量且每 3 天增加不超过 100mg/d。避免睡前服用可减少失眠；如果在治疗第一周，失眠成为令人困扰的问题，可减少安非他酮的剂量或使用快速长效的苯二氮䓬类药物。

（二）米氮平

1. 疗效

米氮平（瑞美隆™）与 TCAs（如多塞平、阿米替林、氯米帕明）及曲唑酮一样，对治疗抑郁障碍均有效，但尚未有与 SSRIs 的对照资料。米氮平对其他精神障碍（如焦虑障碍）疗效的资料则较有限。[244]

表 54　米氮平治疗概述

特性	评述
机制	阻断 α_2 和特定的 5 - HT 受体（5 - HT_2，5 - HT_3）→↑5 - HT 和 NE 递质传递。对 NE 再摄取的抑制作用微弱；对 DA 再摄取或其受体无影响。也是较强的 H_1 - 受体阻滞剂，较弱的 α_1 - 受体拮抗剂及中度的胆碱能受体激动剂[244]
药代动力学	口服吸收完全，不受食物的影响。达峰时间为 2 小时，蛋白结合率 85%。主要通过 CYP450 代谢；QD 服用（$t_{1/2}$ ≥21 小时）。老年患者的药物清除率轻度↓，但伴有肝肾疾病的患者药物清除率明显降低。血药浓度治疗范围及药物间相互作用尚不清楚
疗效	治疗抑郁障碍的效果与 TCAs 相当；目前资料表明：米氮平与 SSRIs 疗效相当，但前者起效更早。治疗其他疾病的资料有限
安全性	镇静、食欲↑、体重增加。耐受性优于 TCAs。安全性与 SSRIs 相当
用法	15mg HS；每 1 ~ 2 周↑剂量至最大剂量 45mg HS。在欧洲使用的剂量更大。对伴有肝肾功能损害的患者应↓用量

缩略语见附录二“词汇表”

2. 药物间相互作用

在体外实验中，米氮平对 CYP450 同功酶的抑制作用较 SSRIs 更弱，但缺乏临床活体试验的资料。因为米氮平与中枢神经系统镇静剂（如酒精、安定）相互作用，故两者联用可能导致精神运动性损害[244]（见表 55）。

表 55　米氮平常见的药物间相互作用[245]

相互作用的药物	相互作用的影响
酒精	↑精神运动性损害
地西泮	↑精神运动性损害
MAOIs	避免两者联用；停用米氮平或 MAOIs 14 天内，两者间不交互使用

缩略语见附录二“词汇表”

表内信息摘自 *Physicians' Desk Reference*、*Facts and Comparisons* 或 *AHFS Drug Information*。请参阅上述资源以获得现有的和补充的处方信息

3. 安全性

米氮平的耐受性似乎比 TCAs 更高，但随着用药经验的增加，这一新药的安全性资料也越来越多。当然，与其他药物相比，米氮平的安全性资料较有限。[244]镇静（>50%）、食欲增加（17%）、体重增加和头晕是较突出的副作用，而前者随着药物的使用可被患者逐渐耐受。在对照试验中，米氮平组出现抗胆碱能副作用、5－羟色胺相关的副作用（如恶心、呕吐、激越、头痛和腹泻）、抗组胺副作用、性功能障碍及心脏副作用的总体频率均低于 TCAs 组。与 SSRIs 相比，米氮平引起的体重增加较 SSRIs 明显，但较少引起恶心、呕吐和性功能障碍。锥体外系反应和体位性低血压并不常见。在药物过量时，嗜睡、定向障碍和心动过速是主要症状；未见 TCAs 过量时有癫痫和心脏传导功能异常的报道。[244]米氮平为妊娠 C 类药物（见附录二“词汇表”及“妊娠及哺乳期的药物使用”，第 122 页）；暂未见其在母乳中分泌的相关报道。

表 56　奈法唑酮治疗概述

特性	评述
机制	有效拮抗 5－HT_{2A}受体从而↑5－HT 递质传递。抑制 5－HT（轻度）和 NE（微弱）再摄取。拮抗 α_1－受体，对胆碱能、α_2－肾上腺素、DA 及组胺受体的亲和力均较低[246]
药代动力学	口服快速吸收（达峰时间为 1 小时），与食物同服会延迟吸收，BID 服用（$t_{1/2}$ <4 小时）；蛋白结合率 >99%。主要通过 CYP3A4 代谢；有两种活性代谢产物。老年患者对药物的肝脏清除率↓。药物间相互作用有重要的临床意义
有效性	重性抑郁障碍；对其他适应症尚无广泛研究
安全性	恶心、嗜睡、口干、头晕、便秘、视物模糊。激活样副作用较 SSRIs 少。无性功能障碍或阴茎异常勃起
剂量	厂家推荐的起始剂量为 100mg BID（老年患者为 50mg BID），但我们建议首先服用 50mg BID（老年患者为 50mg QD）；若患者耐受，则一周后↑剂量50～100mg/d。最小有效剂量为 300mg QD。对伴有肾功能损害的患者，无须调整剂量

缩略语见附录二“词汇表”

4. 警告及预防

在上市前的临床实验中出现过粒细胞缺乏症和无临床症状的重度中性粒细胞减少症（近 2 800 例中发生 3 例）。停药后可完全恢复。在米氮平欧洲上市后的药物监督研究中，并未发现新增的粒细胞缺乏症病例，但建议患者报告是否有喉咙肿痛、发热流感样疾病或其他感染症状。如果出现这些症状，在怀疑其为粒细胞缺乏症的情况下，则需检测白细胞计数并立即停止米氮平治疗。

5. 用药指南

常用起始剂量为 15mg HS；间隔 1～2 周后可增加至最大剂量 45mg HS。与其他抗抑郁药相比，米氮平的临床疗效可能不会推迟至几周后才出现，可早期改善患者的焦虑及睡眠。对伴有中至重度肾功能损害的患者，需减少用药剂量。

（三）奈法唑酮

1. 疗效

奈法唑酮对治疗抑郁障碍有效，且疗效与 TCAs、SSRIs 相当。[246] 至于是否有其他适应症，目前尚未得到广泛研究。

2. 药物间相互作用

虽然奈法唑酮与高蛋白结合型药物间有相互作用，[213][246] 但重要的相互作用主要是与奈法唑酮对 CYP3A4 同功酶的高亲和阻滞性有关（见表 57）。

表 57　奈法唑酮常见的药物间相互作用[213][246]

相互作用的药物	相互作用的影响
苯二氮䓬类药物	奈法唑酮↓阿普唑仑及三唑仑的药物清除率：↑浓度，↑精神运动性损害。若与三唑仑合用，需↓三唑仑剂量；或避免两者联用。与劳拉西泮无相互作用
卡马西平	卡马西平浓度↑：毒性作用↑
西沙比利	绝对禁忌两者联用；致死性室性心律失常的风险↑
地高辛	地高辛浓度↑；注意监测
氟哌啶醇	氟哌啶醇的药物清除率↓，但不会↑其达峰浓度
MAOIs	虽然尚无直接评估，但停用 MAOIs 14 天内使用奈法唑酮可能导致 5－HT 综合征（见附录二“词汇表”）。停用奈法唑酮 7 天后可使用 MAOIs
非镇静类抗组胺药物（如阿司咪唑）	绝对禁忌两者联用；致死性室性心律失常的风险↑

缩略语见附录二“词汇表”

表内信息摘自 *Physicians' Desk Reference*、*Facts and Comparisons* 或 *AHFS Drug Information*。请参阅上述资源以获得现有的和补充的处方信息

3. 安全性

奈法唑酮耐受性较好；恶心、嗜睡、口干、头晕、便秘、视物模糊较常见（发生

率≥5%)。激活样副作用(如激越、震颤、失眠、紧张)较 SSRIs 少见。性功能障碍、阴茎勃起异常和明显的体重增加也并不常见。奈法唑酮通常不干扰正常的睡眠状况(如延长快眼动相睡眠潜伏期);该特点可能对某些抑郁患者有益。[246] 视觉尾迹也曾被报道。奈法唑酮为妊娠 C 类药物(见附录二“词汇表”及“妊娠及哺乳期的药物使用”,第 122 页),但暂缺乏其在母乳中分泌的资料。药物过量时会出现恶心、呕吐及嗜睡等症状,但通常不致死。

4. 警告及预防

奈法唑酮不宜与无镇静作用的抗组胺药(如阿司咪唑)和西沙必利合用(见表 57)。奈法唑酮可导致体位性低血压和心动过速,故对伴有心血管疾病或伴有低血压易感因素的患者应慎用。与其他抗抑郁药一样,奈法唑酮亦可能导致抑郁患者转为躁狂或轻躁狂。

5. 用药指南

虽然厂家推荐的起始剂量为 100mg BID,但我们仍建议首次服用 50mg BID,老年患者则为 50mg QD。若患者耐受,一周后可增加 50~100mg/d。奈法唑酮半衰期较短,需维持 BID 的给药方案,对伴有肾功能损害的患者无须减量。

(四)曲唑酮

表 58　曲唑酮治疗概述

特性	评述
机制	是 5-HT_2 受体拮抗剂;5-HT 弱抑制剂,但不是 NE 或 DA 的再摄取抑制剂。活性代谢产物(m-CPP)是直接的突触后 5-HT 激动剂。对胆碱能受体的亲和力极低;对 α_1 受体的拮抗作用较强,但对 α_2 受体则微弱
药代动力学	吸收良好,在禁食状态的达峰时间更快(1 小时)(但头晕↑);BID 服用(半衰期为 3~9 小时)。主要代谢物(m-CPP)比母体化合物的代谢更缓慢并可达到更高的血药浓度。尚未建立临床应用的血药浓度监测。药物间的相互作用也知之甚少
疗效	重性抑郁障碍;对伴有激越或焦虑的抑郁有效,也许还能作为不能使用苯二氮䓬类药物的非抑郁患者的抗焦虑药。可与 SSRIs 联用来治疗顽固性失眠。因为曲唑酮可导致明显的体位性低血压,故老年患者应慎用
安全性	可致明显的镇静、体位性低血压、头晕、头痛、恶心。无抗胆碱能副作用。严重者可出现阴茎异常勃起(罕见)。
用法	50mg 或 100mg HS;每 3~4 天增加剂量 50mg 直至 200~400mg/d BID。重度抑郁的最大治疗剂量为 600mg/d BID 或 TID。在治疗第 1~2 周内,可能出现抗焦虑样作用

缩略语见附录二“词汇表”

1. 疗效

曲唑酮是一种有效的抗抑郁药。[247][248]因其具有明显镇静作用，故可能最适于治疗伴有激越或焦虑的抑郁症患者，以及治疗不适合使用苯二氮䓬类药物的非抑郁的焦虑患者。[249]曲唑酮还可导致明显的体位性低血压，[241]故老年抑郁患者应慎用。有报道使用曲唑酮治疗惊恐障碍、场所恐惧症及神经性贪食症，[250]但尚未得出令人信服的有效性数据。

2. 药物间相互作用

关于曲唑酮药物间相互作用的报道不多（见表59）。

表59 曲唑酮常见的药物间相互作用

相互作用的药物	相互作用的影响
酒精，中枢神经系统抑制剂	嗜睡↑，镇静
可乐定	抗高血压作用↓；避免合用。因为曲唑酮可引起体位性低血压，故可能需减少降压药的剂量
MAOIs	停用MAOIs 14天内使用曲唑酮，可能导致5-HT综合征（见附录二“词汇表”）。这也许与用药剂量有关（≥150mg/d），但一般不建议两者合用。停用曲唑酮7天后可使用MAOIs

缩略语见附录二“词汇表”

表内信息摘自*Physicians' Desk Reference*、*Facts and Comparisons*或*AHFS Drug Information*。请参阅上述资源以获得现有的和补充的处方信息

3. 安全性

曲唑酮通常具有较明显的镇静作用，这限制了该药的临床使用。但这个特点对于治疗某些抑郁患者有益，如伴有焦虑或激越的患者、伴有失眠的患者及SSRI诱导激越的患者。体位性低血压、头晕、头痛和恶心等副作用较常见。曲唑酮一般无TCAs常见的抗胆碱能副作用。阴茎异常勃起也很少发生（1/6 000~1/5 000），但曲唑酮是诱导阴茎异常勃起的最常见药物。这种状况可能需要外科干预，也可能导致阴茎勃起功能的永久性丧失。阴茎异常勃起在治疗第一个月的发生风险最高；如果出现，应立即停药。

曲唑酮过量时的突出症状是明显的低血压。除非同时服用其他药物，否则即使服用非常大量的曲唑酮（9.2g），也不常见致死。[241]曲唑酮为妊娠C类药物（见附录二“词汇表”及“妊娠及哺乳期的药物使用”，第122页），有可能随母乳分泌。

4. 警告及预防

病例报道表明在心肌梗死后的早期，使用曲唑酮可能导致心律失常；对伴有心脏疾病的患者使用曲唑酮，需监测心功能。[241]

5. 用药指南

常用起始剂量为50mg或100mg HS，每3~4天加量50mg直至200~400mg/d BID。

更严重的抑郁障碍患者可能需要加量至600mg/d BID或TID，虽然这个剂量往往不易被耐受。曲唑酮可能在用药1～2周内起效（抗焦虑作用）。

（五）文拉法辛

1. 疗效

文拉法辛抗抑郁的短期疗效与一些TCAs、曲唑酮和氟西汀相当。[251]-[253] 目前正在进行上市后文拉法辛与SSRIs的大规模对照研究。与其他抗抑郁药一样，药物起效通常要延迟到2周后甚至更久。[251] 除广泛性焦虑外，文拉法辛尚未广泛用于治疗其他精神障碍。其缓释剂对治疗重性抑郁障碍有效。[254]

表60　文拉法辛治疗概述

特性	评述
机制	抑制5-HT和NE再摄取（5-HT＞NE），DA再摄取抑制作用微弱。主要代谢物也可抑制NE和5-HT再摄取。缺乏对组胺、胆碱能、α-或β-肾上腺素受体的激活作用[244][251]
药代动力学	达峰时间分别为2小时（速释剂）和6小时内（缓释剂）。食物对药物代谢影响的差异较大；[251] 蛋白结合率≤30%。该药主要通过肝酶CYP2D6代谢，产生一个主要的及两个次要的活性代谢物。速释剂可BID/TID（$t_{1/2}$＜10小时）服用，缓释剂则QD。伴有严重肾肝功能损害的患者会↓药物清除率。无血药浓度的治疗范围；药物间的相互作用较少，但会↑氟哌啶醇浓度
有效性	短期疗效与TCAs、曲唑酮、氟西汀相似。与其他抗抑郁药比较疗效的资料有限。可能对重度抑郁特别有效，对广泛性焦虑也有效。其他精神障碍适应症正在研究中
疗效	恶心、呕吐、头痛、头晕、焦虑、食欲减退、失眠和出汗。也可出现性功能障碍和体重减轻。与剂量增加有关的血压升高（10～15mmHg）及心率加快。突然停药可导致撤药综合征。缓释剂可导致QT_c间期↑
用法	75mg/d，BID或TID，与食物一起服用；在药物起效后，至少每4天加量75mg/d直至最大剂量375mg/d。缓释剂可每早服用相同的剂量（QD）。定期监测血压。对伴有肝功能损害的患者应减少药物常用剂量的50%，对伴有肾功能损害的患者应减少25%

缩略语见附录二“词汇表”

2. 药物间相互作用

文拉法辛通过CYP2D6同功酶代谢，同时抑制此同功酶，但该抑制作用较SSRIs要弱得多。[213] 有限的资料表明文拉法辛与锂盐、酒精及安定间无相互作用。[251] 与其他的SSRI一样，文拉法辛不应与MAOIs合用。

3. 安全性

较其他抗抑郁药，文拉法辛的耐受性较好，尤其是新型的缓释剂。与SSRIs类似，恶心、呕吐、头痛、头晕、焦虑、厌食、失眠及出汗是其常见的副作用。恶心和呕吐可随治疗逐渐消失。性功能障碍可能与用药剂量有关，但其发生率稍低于 SSRIs。[241]体重减轻可能较明显。抗胆碱能副作用、中枢神经系统及心脏传导方面的副作用也明显较 TCAs 少见。有报道表明文拉法辛缓释剂可延长 QT_c 间期，暂未见有关速释剂的该类报道。文拉法辛可引起与用药剂量相关的中度血压升高（仰卧位舒张期血压可升高 10~16mmHg）及心率加快（4bpm），这对躯体健康的抑郁患者影响不大，但对伴有高血压患者的影响可能有较大的临床意义。[252]该副作用与剂量有关，在服用 300mg/d 的患者中，约 13% 或更大比例的患者可能出现明显的血压升高。文拉法辛过量一般不致死；嗜睡是报道中最常见的症状。文拉法辛为妊娠 C 类药物（见附录二“词汇表”及“妊娠及哺乳期的药物使用”，第 122 页），尚无其在母乳中分泌的资料。

4. 警告及预防

文拉法辛忌与 MAOIs 合用；至少停用 MAOIs 14 天后才可服用文拉法辛。对患有癫痫或有癫痫既往病史的患者应慎用。

5. 用药指南

速释剂的常用起始剂量为 75mg/d BID 或 TID，与食物一起服用。在评估疗效后，至少每 4 天增加 75mg/d 或不超过 150mg/d 直至 225mg/d。对严重抑郁患者，最大剂量可至 375mg/d。建议对所有患者定期监测血压。对伴有中度肝功能损害的患者应减少 50% 的用药剂量，对伴有中度肾功能损害的患者应减少 25%。对其他躯体方面健康的老年抑郁患者无须减少药量。文拉法辛缓释剂可每日服用一次，最好在早上服用。推荐的最大治疗剂量为 225mg/d，但一些患者可能需要服用与速释剂相同的剂量。无论速释剂还是缓释剂，均应缓慢停药。

（张璐璐译　宁玉萍审定）

第二节　双相障碍的治疗药物

碳酸锂、卡马西平和丙戊酸这三种心境稳定剂不仅用于治疗急性躁狂，在双相抑郁和双相障碍的维持治疗中也发挥着重要作用。

一、锂盐

锂盐能有效治疗躁狂已有近 50 年的历史（见表 61）。

（一）疗效

锂盐可用于治疗急性躁狂，但由于其临床起效需延迟 1~2 周，故在躁狂发作的早期治疗中合并使用苯二氮䓬类药物、抗精神病药或某些抗惊厥药是有效的。锂盐治疗对高达 80% 的躁狂患者有效。锂盐也可预防复发性双相障碍的躁狂发作；它能降低躁狂发作的频率和严重程度。[255][256]此外，锂盐可用于双相抑郁的急性期治疗及作为治疗难治性抑郁的增效剂。[255][257] 锂盐对混合性发作或快速循环发作的疗效较差。

表 61　锂盐治疗概述

特性	评述
机制	机制复杂，至今尚未完全清楚；可改变钠离子转运，↑NE 再摄取、5-HT 传输、第二信使系统及基因表达。也可能通过纠正去同步化的生物节律来发挥作用[255]
药代动力学	口服吸收好，不受食物影响。达峰时间为 1~4 小时；$t_{1/2}$ 长（24 小时）。可通过血脑屏障，无蛋白结合及体内代谢，经肾脏排除。有效治疗范围为 0.8~1.2mEq/L。药物间的相互作用较常见
疗效	急性躁狂，预防双相障碍。急性双相抑郁和难治性抑郁的增效剂
安全性	治疗窗狭窄。有效治疗范围是 0.8~1.2 mEq/L。细微手震颤、多尿、轻度烦渴、嗜睡、体重↑、暂时性恶心、记忆障碍、腹泻
用法	初始剂量为 300mg TID，每隔数天↑300mg/d 直至有效治疗水平。对老年患者及伴有肾功能损害的患者应减少初始剂量。常用剂量范围为 600mg TID（缓释剂为 900mg BID）。每周检测两次血药浓度直至稳态，然后每周检测一次以避免毒性反应并使疗效最大化。在维持期（300mg TID 或 QID），每 2~3 月检测一次血药浓度（老年患者需更频繁）。常规检测肾功能，TFTs，电解质，白细胞，血糖和心电图

缩略语见附录二“词汇表”

（二）药物间相互作用

锂盐涉及较多严重的药物间相互作用（见表 62）。

（三）安全性

锂盐的副作用几乎影响所有器官。[255] 因为锂离子和钠离子在肾脏竞争重吸收，当钠离子处于低水平状态时（如使用利尿剂或脱水），锂离子重吸收增多，血锂浓度升高，从而可能导致锂中毒。相反，若钠离子负荷过多则导致血锂浓度下降。

常见的副反应包括细微的手震颤、多尿、轻度烦渴、困倦、体重增加、暂时性恶心、腹泻和记忆障碍。多数发生于剂量滴定的过程中，有些副反应也可能会持续存在。锂盐治疗窗非常狭窄，当血锂浓度≤1.5mEq/L，毒性反应或副反应并不常见，尽管一些老年患者在这个血锂浓度范围会表现出明显的副反应；1.5~2.5mEq/L 时，常出现轻或中度副反应；2.0~2.5mEq/L 时，常出现中至重度副作用。急性锂盐戒断可能诱发躁狂发作。与血锂浓度无关联的副反应有：ECG 改变（T 波低平）、心动过缓、水肿、短暂性高血糖、伴或不伴皮疹的皮肤瘙痒、白细胞增多和头痛。锂盐为妊娠 D 类药物（见附录二“词汇表”及“妊娠及哺乳期的药物使用”，第 122 页），可能导致新生儿明显的毒性反应；哺乳期妇女禁用。

表 62 锂盐常见的药物间相互作用[255]

相互作用的药物	相互作用的结果
抗心律失常药物	可能改变心脏传导
抗精神病药物	即使血锂浓度在正常范围内，亦可能↑锂盐毒性。出现与 NMS 类似的脑病综合征（虚弱、昏睡、发热、EPS↑、意识模糊）较罕见，并伴有不可逆性脑损害；这种情况在与高效价抗精神病药并用时更常见（如氟哌啶醇）
安非他酮	可能↑抽搐发作的风险
卡马西平	在正常血锂浓度时，亦可↑神经毒性作用
噻嗪类利尿剂	锂盐清除率↓；锂盐浓度↑；使用保钾利尿剂可能更安全
碘盐	可能↑甲状腺功能低下的风险
美多巴	在锂盐浓度正常或过高时均可↑其毒性
甲硝唑	可能↑锂盐浓度
神经肌肉阻滞剂	可能导致严重的呼吸抑制
NSAIDs	锂盐肾脏清除率↓；锂盐浓度↑；注意监测血锂浓度
SSRIs	锂盐可能↑SSRIs 的 5 - 羟色胺能作用
拟交感神经兴奋性胺类①	可能↓升压药敏感性
TCAs	↑TCAs 的药理作用
茶碱	锂盐肾脏排泄↑；锂盐浓度↓；注意监测血锂浓度
尿液碱化剂	锂盐肾脏清除率↑；锂盐浓度↓
维拉帕米	锂盐浓度↑或↓；注意监测血锂浓度

缩略语见附录二“词汇表”

①如右美沙芬、麻黄碱、去甲肾上腺素、美芬丁胺、哌甲酯、去氧肾上腺素、苯丙醇胺、伪麻黄碱等

表内信息摘自 *Physicians' Desk Reference*、*Facts and Comparisons* 或 *AHFS Drug Information*。请参阅上述资源以获得现有的和补充的处方信息

（四）警告及预防

锂盐毒性高，对伴有肾脏或心脏疾病的患者［或对那些同时服用可能导致心动过缓的药物（如 β - 受体阻滞剂）的患者］需注意经常检测血锂浓度，对严重虚弱、脱水、低钠或使用利尿剂的患者亦然。由于老年人肾功能正常减退，故老年患者对于锂盐的毒性作用特别敏感。患者必须摄入足够的液体（2.5 ~ 3L/d）和食盐以避免脱水。长期锂盐治疗可能导致肾小管改变、获得性肾性糖尿病尿崩症或甲状腺功能减退（长期使用）。

（五）用药指南

服用600mg TID或900mg BID（缓释剂）通常提供1.0～1.5mEq/L的血锂水平。起始剂量为300mg TID，每4～5天增加300mg/d直到有效或治疗水平。对于老年患者，起始剂量为300mg/d，目标剂量为900～1 200mg/d。用药1～2周后起效。监测血药水平需在夜间服药12小时以后，稳定期最少每周2次，以后每周1次。维持治疗期的期望血浆水平是0.8～1.2mEq/L；通常需口服剂量为300mg TID或QID 。维持期，每2～3个月监测血浆水平（老人要更频繁）。至少每6个月常规检测肾功能［如肌酐清除率（CrCl）］、电解质、甲状腺功能、血液学状况、空腹血糖和ECG。

二、卡马西平

若锂盐或丙戊酸盐无效或耐受性差，或者FDA许可的治疗用药对患者不适合（如伴有严重的肾功能损害），则可使用抗癫痫药卡马西平（Tegretol®得理多®）来治疗双相障碍（见表63）。它在结构上与TCAs相关。

表63　卡马西平治疗概述

特性	评述
机制	治疗躁狂的作用机制尚未知；仍不清楚抗癫痫药与心境稳定作用是否相关。结合钠离子通道并使其失活，快速高频动作电位放电↓。同时阻滞NE再摄取，但并不阻滞DA受体；结合外周BZ受体
药代动力学	口服吸收不定（抗胆碱能作用可能↓GI转运时间），达峰时间为4～8小时，但可能延迟至>24小时，蛋白结合率≤85%。主要通过CYP450代谢；其中一种活性代谢物可导致神经毒性。$t_{1/2}$为18～55小时；长期使用可诱导其自身代谢。药物间相互作用显著
疗效	可用于治疗锂盐耐受性差或抵抗的急性躁狂患者
安全性	与剂量相关，可出现暂时性复视、视物模糊、疲乏、眩晕、恶心、呕吐、共济失调。也可出现低钠血症、皮疹、暂时性白细胞减少症、血小板减少症、LFTs↑。罕见特质性粒细胞缺乏症、再生障碍性贫血、肝功能衰竭、Stevens-Johnson综合征
用法	100mg QD或BID，餐时服用以减少胃肠道反应；若患者耐受，可每隔数天加量100～200mg/d至2g/d，以使血浆浓度达到6～10μg/mL

缩略语见附录二“词汇表”

（一）疗效

卡马西平并未得到FDA批准用于治疗急性躁狂，但对于锂盐耐受性差或治疗抵抗的躁狂患者可能有效。其治疗有效率和锂盐及抗精神病药类似；临床起效可能较锂盐更快。对卡马西平疗效良好的预测因素包括重度躁狂、快速循环型（≥4 次/年）、躁狂中更显著的心境恶劣或抑郁。[258] 也有对卡马西平治疗急性单相或双相抑郁研究的报道。[258]

（二）药物间相互作用

卡马西平导致的有重要临床意义的药物间相互作用，均与肝代谢酶（CYP3A4 和其他的肝代谢酶）的诱导或抑制有关（见表 64）。

表 64　卡马西平常见的药物间相互作用[258]

相互作用的药物	相互作用的结果
抗凝剂	↑华法令代谢：疗效↓
抗精神病药物	氟哌啶醇浓度↓：疗效↓；神经毒性↑；白细胞减少的风险（氯氮平）↑
巴比妥类	卡马西平浓度↓：疗效↓
苯二氮䓬类药物	卡马西平↑其代谢并↓阿普唑仑及氯硝西泮的浓度
安非他酮	卡马西平可能↓安非他酮浓度
钙通道阻滞剂	地尔硫卓和维拉帕米↓卡马西平代谢：↑其浓度及毒性
锂盐	神经毒性↑
大环内酯类抗生素	红霉素和其他大环内酯类抗生素（阿奇霉素除外）↓卡马西平代谢：其浓度及毒性↑
MAOIs	忌两者合用；允许 MAOI 停用≥14 天后才使用卡马西平
奈法唑酮	卡马西平浓度↑：毒性↑
口服避孕药	避孕药疗效↓
苯妥英	卡马西平浓度↓；苯妥英浓度↑或↓；注意监测其血药浓度
SSRIs	氟西汀和氟伏沙明可能↑卡马西平浓度：毒性↑
TCAs	卡马西平浓度↑：毒性↑；TCA 浓度↓
茶碱	卡马西平浓度↓，茶碱水平↑或↓；注意监测其血药浓度
丙戊酸	丙戊酸浓度↓，卡马西平浓度↑

缩略语见附录二“词汇表”

表内信息摘自 *Physicians' Desk Reference*、*Facts and Comparisons* 或 *AHFS Drug Information*。请参阅上述资源以获得现有的和补充的处方信息

（三）安全性

尽管卡马西平的副作用较常见，但肾脏副作用及记忆损害仍较锂盐少见。常见的与剂量相关的短暂性副作用包括复视、视物模糊、虚弱、头晕、恶心、呕吐和共济失调。较低的起始剂量可使副作用最小化。过量时神经肌肉症状（昏迷、抽搐）最显著，

仅在超高剂量时（>60g）才出现心脏副作用症状。

卡马西平为妊娠 C 类药物（见附录二“词汇表”及“妊娠及哺乳期的药物使用”，第 122 页）；可致畸，但孕前预防性服用叶酸可减少胎儿出生缺陷的风险（如神经管缺陷）。药物可随乳汁分泌并在胎儿组织中积累；需评估停药或停止哺乳的利弊。

（四）警告及预防

卡马西平禁用于骨髓抑制的患者。高达 12% 的患者可出现短暂性白细胞减少症和血小板减少症（与再生障碍性贫血或粒细胞缺乏症无关）。在治疗前 6 个月里，它很少引起特异性再生障碍性贫血或粒细胞缺乏症。15% 的患者可出现 LFTs 升高，很少发生肝功能损害。心脏传导损害也很罕见。这些副作用可通过减量或停药来处理；当血液学指标和肝功能恢复正常后，可重新用药。需定期检测 LFTs、尿常规和尿素氮（BUN）；治疗前 2 个月，应每月检查血液学指标（如全血细胞计数及分类、血小板）。此后每 6 个月到一年检测一次。

如果没有出血或表皮剥脱（如 Stevens-Johnson 综合征），类固醇反应性皮疹无须中断治疗。卡马西平可能引起抗利尿激素分泌增多，从而导致高达 30% 的患者出现低钠血症；老年患者更易出现，通常需中止治疗。卡马西平具有轻度抗胆碱能作用，可能加重闭角型青光眼。

（五）用药指南

常用起始剂量为 100mg QD 或 BID；若患者可耐受，则每隔数天增加 100 ~ 200mg/d 直至 2g/d，以使血药浓度达到 6 ~ 10μg/mL。餐时服用可减少胃肠道反应。

三、丙戊酸

对锂盐耐受性差或治疗抵抗的躁狂及双相障碍的患者，抗癫痫药丙戊酸是除卡马西平外的另一选择（见表 65）。和卡马西平不同，丙戊酸已获得了 FDA 批准用于躁狂发作的急性期治疗。目前有四种口服制剂：丙戊酸胶囊，丙戊酸钠口服液（Depakene® 德巴金），双丙戊酸钠肠溶缓释片，口服的分散胶囊［也称为德巴金（Depakote®）］；最常用的制剂为双丙戊酸。根据丙戊酸血药的浓度来调整用药剂量。

（一）疗效

丙戊酸治疗急性躁狂与锂盐同样有效；[259] FDA 批准双丙戊酸钠缓释剂可用于治疗急性躁狂。预示丙戊酸疗效良好的因素有：快速循环型（≥4 次/年），躁狂发作中有明显的心境恶劣或抑郁，起病年龄晚及病程短。[258] 有效血药浓度的阈值为 50μg/mL；部分躁狂患者可能需达到 100μg/mL 以上，而低于 50μg/mL 可能对轻躁狂患者有效。[258] 丙戊酸也许能有效地预防双相障碍或急性双相抑郁。除双相障碍，丙戊酸也可用于治疗很多不同诊断系统的疾病症候群。这些症状群包括攻击、冲动及与激越相关的广泛障碍，如阿尔茨海默病和其他类型的痴呆、间歇性冲动障碍、儿童精神障碍（如自闭症）等。

表 65　丙戊酸治疗概述

特性	评述
机制	机制未明；可能↓GABA 分解代谢，↑GABA 释放，↓GABA 转运率，或↑GABA 受体密度。也可影响钠离子通道转运，但不结合 BZ 受体。可能↓DA 转运率
药代动力学	达峰时间为 2 小时（速释剂）及 3~8 小时（缓释剂）；食物可↓吸收。高蛋白结合率，通过氧化和 CYP450 代谢为活性及非活性代谢产物。$t_{1/2}$为 5~20 小时。有效血药浓度为 50~150μg/mL。药物间相互作用显著
有效性	急性躁狂（与锂盐相似）；↑快速循环型（≥4 次/年）及对躁狂期间恶劣心境或抑郁有疗效。预防双相障碍
安全性	恶心、瞌睡、眩晕、呕吐、虚弱、消化不良、皮疹。严重者可致肝衰、血小板减少、凝血功能异常
剂量	双丙戊酸钠缓释剂为 750mg/d（分次口服）；若患者耐受，可逐渐加量直至达到期望的疗效或血药浓度，即 50~150μg/mL。最大剂量 60mg/kg/d。餐时服用或服用 H_2-受体拮抗剂可↓胃肠道反应。不要咬碎片剂。老年患者应↓剂量

缩略语见附录二“词汇表”

表 66　丙戊酸的常见药物间相互作用[258]

相互作用的药物	相互作用的结果
抗凝剂	可能↑未结合（游离）华法令：↑低凝血酶原血症效果；监测 PT
阿斯匹林（长期或高剂量）	可能从蛋白结合位点替换丙戊酸：↑丙戊酸浓度及毒性
安非他酮	可能↑丙戊酸浓度
卡马西平	卡马西平浓度↑，丙戊酸浓度↓
氯丙嗪	↑丙戊酸半衰期，↑波谷浓度，↓清除率
西咪替丁	↑丙戊酸半衰期，↓清除率
地西泮	↓地西泮代谢，↑CNS 效应
红霉素	↑丙戊酸浓度：↑毒性
氟西汀	↑丙戊酸浓度
拉莫三嗪	丙戊酸浓度↓，拉莫三嗪浓度↑；可能需↓拉莫三嗪剂量
苯巴比妥	↓苯巴比妥代谢：↑其浓度；↑丙戊酸清除率：↓其浓度
苯妥英	在治疗浓度亦可↑苯妥英活性。↑丙戊酸代谢：↓其疗效
TCAs	可能↑TCA 浓度
甲苯磺丁脲	↑未结合（游离）甲苯磺丁脲，意义不明
叠氮胸苷	↓HIV+患者的叠氮胸苷清除率

缩略语见附录二“词汇表”

表内信息摘自 *Physicians' Desk Reference*、*Facts and Comparisons* 或 *AHFS Drug Information*。请参阅上述资源以获得现有的和补充的处方信息

（二）药物间相互作用

丙戊酸常见的药物间相互作用见表66。丙戊酸可影响尿酮实验，也可导致TFTs改变。

（三）安全性

常见的药物副反应包括恶心、嗜睡、头晕、呕吐、虚弱、消化不良、震颤和皮疹，也可出现短暂性脱发、体重增加和食欲增加（与体重增加相关）。总体而言，躁狂患者对丙戊酸的耐受性优于锂盐。丙戊酸为妊娠D类药物（见附录二“词汇表”及“妊娠及哺乳期的药物使用”，第122页）；妊娠期使用可增加胎儿神经管缺陷（脊柱裂）的风险。若孕期需继续服用丙戊酸，使用叶酸（4mg）则能有效降低这类风险。丙戊酸可随乳液分泌，但至今仍不清楚其对婴儿的影响，故哺乳期妇女应慎用。过量时，丙戊酸会引起心脏传导阻滞、昏迷、嗜睡，甚至致死。

（四）警告及预防

丙戊酸禁用于肝病或肝功能衰竭的患者。药物可能引起致死性肝功能衰竭，其风险与剂量相关，尤其在较小患儿中最为显著（特别已合并使用其他抗癫痫药），并随年龄增大而风险逐渐减小。未见成人单用丙戊酸导致肝功能衰竭的报道。需注意观察患者有无不适、虚弱、面部水肿、黄疸，治疗基线时检查LFTs，并在治疗前6个月内经常复查。但患者的LFTs也可能正常。丙戊酸还可能引起血小板减少和凝血功能异常；在治疗基线及治疗期间应定期检查，尽管检验结果可能正常或不能预测血液学问题。

（五）用药指南

常用起始剂量（双丙戊酸钠肠溶缓释片）为500~750mg/d，分次口服；若患者耐受，则尽快加量直至血药浓度达50~150μg/mL。对急性躁狂患者，20~30mg/kg的剂量可能起效更快，故应减少抗精神病药或苯二氮䓬类药物的合并用量。[258] 老年患者应适当减少剂量。最大剂量为60mg/kg/d。可建议患者餐时服药或同时服用H_2-受体拮抗剂（西咪替丁除外）以减少胃肠道反应，注意不要咬碎片剂。

译者注：其他双相障碍治疗药物

（1）拉莫三嗪：是唯一对双相抑郁较躁狂或轻躁狂更为有效的心境稳定剂。常用维持剂量为100~400mg/d，不良反应包括眩晕、头痛、复视、恶心、共济失调以及皮疹等，需注意严重皮疹的发生，如Stevens-Johnson综合征和中毒性表皮坏死。

（2）新型抗精神病药物：氯氮平、利培酮、奥氮平、喹硫平、齐拉西酮和阿立哌唑均可用于治疗双相情感障碍。APA指南推荐，在双相障碍巩固或维持治疗阶段，一般应逐渐停用抗精神病药物，除非有充分理由才可继续用药。

（沐楠译　马崔审定）

第三节 苯二氮䓬类药物

所有苯二氮䓬类药物都有抗焦虑、催眠、肌肉松弛和抗惊厥的特点。抗焦虑的或催眠的苯二氮䓬类药等粗略分类（适应症）只是为了营销。在此只综合介绍用于治疗焦虑障碍和失眠的口服剂型（见表67）；注射制剂主要用于急性酒精戒断、抽搐、破伤风或麻醉（即氯氮䓬、地西泮、咪达唑仑、劳拉西泮），不在此讨论。

表67 口服苯二氮䓬类药物治疗概述

特性	评述
机制	通过非选择性结合 GABA 复合体中与 $GABA_A$ 受体位点毗邻的 BZ 受体，促进 GABA 传递。BZ_1 受体与睡眠有关，BZ_2 与运动功能、记忆和认知有关
药代动力学	口服吸收好，0.5～6 小时达峰浓度。70%～90% 与蛋白结合，脂溶性（易通过血脑和胎盘屏障）。广泛代谢（见表68），多有活性代谢产物（老年人或肝功能不全患者首选无活性代谢产物的制剂）；药物间相互作用常见
疗效	有效抵抗焦虑和催眠；可在药代动力学特性或费用的基础上选药
安全性	治疗量或过量的情况下安全系数高。副作用有短暂的、剂量相关的困倦，老年记忆损害或意识障碍。即便短期使用（≤6 周），突然停药也可能产生躯体依赖或戒断综合征
用法	个体化；逐渐↑。使用低的起始剂量，逐渐↑，以↓老年人出现低血压的风险

缩略语见附录二“词汇表”

一、疗效

所有苯二氮䓬类药物对缓解焦虑和失眠症状都非常有效，且疗效相当；[261]可在药代动力学特性或费用的基础上选药（多数为非专利产品）。苯二氮䓬类药物可以缩短睡眠潜伏期（即入睡时间）、减少觉醒时间（0 阶段睡眠）、觉醒次数和 REM 睡眠；最后的结果是增加总睡眠时间。苯二氮䓬类药物对失眠的短期治疗有效，但只能使用数周。对焦虑障碍来说，4～6 个月后要定期对药物治疗的需要进行评估。苯二氮䓬类药物治疗抑郁症并不总是有效，而且在某些病例中，可能会引起或加重抑郁症状。

二、药物间相互作用

大多数药物和苯二氮䓬类药物之间的相互作用与其广泛的肝脏代谢有关（见表69）。抑制肝脏代谢的药物（如西咪替丁、口服避孕药、戒酒硫、氟伏沙明、异烟肼、酮康唑、美托洛尔、奈法唑酮、普萘洛尔、丙氧芬和丙戊酸）可以降低通过氧化代谢途径的苯二氮䓬类药物（见表68）的清除率，增加其药理作用（即镇静、精神运动功能损害)。受干扰的检验结果包括尿糖试验假阴性(Clinistix，Diastix)、妊娠试验假阳性，尿液类固醇分析也会受影响。

表 68　口服苯二氮䓬类药物的特性比较[260][261]

药物	剂量范围(mg/d)	T_{max}(h)	$t_{1/2}$①	主要代谢途径	临床活性代谢产物
阿普唑仑	0.75 ~ 4②	1 ~ 2	I	氧化	无
氯氮䓬	15 ~ 100	0.5 ~ 4	L	氧化	有
氯硝西泮	1.5 ~ 20	1 ~ 2	L	氧化	无
氯拉䓬酸	15 ~ 60	1 ~ 2	L	氧化	有
地西泮	4 ~ 40	0.5 ~2	L	氧化	有
艾司唑仑	1 ~ 2	2	I	氧化	无
氟西泮	15 ~ 30	0.5 ~1	L	氧化	有
劳拉西泮	2 ~ 4	1 ~ 6	I	葡萄糖醛酸化	无
奥沙西泮	30 ~ 120	2 ~ 6	I	葡萄糖醛酸化	无
夸西泮	15	2	L	氧化	有
替马西泮	15 ~ 30	2 ~ 4	I	葡萄糖醛酸化	无
三唑仑	0.125 ~ 0.5	0.5 ~ 2	S	氧化	无

缩略语见附录二“词汇表”

①I = 中效(6 ~ 20 小时)；L = 长效(>20 小时)；S = 短效(<6 小时)；母体和活性代谢产物(若存在)

②PD 可能需要较高剂量(1.5 ~ 10mg/d)

表内信息摘自 *Physicians' Desk Reference*、*Facts and Comparisons* 或 *AHFS Drug Information*。请参阅上述资源以获得现有的和补充的处方信息

三、安全性

苯二氮䓬类药物安全系数高，治疗剂量和过量对心血管和呼吸系统的影响都比较小(无酒精或其他药物摄入时)。常见的、可预期的副作用(如镇静、头晕)是苯二氮䓬类药物药理特性的延伸，与酒精共用时可能会加重。困倦通常轻微且短暂。为降低老年人跌倒的风险，可逐渐增加剂量，如果困倦、意识障碍和共济失调明显则减少剂量。其他不是很常见的副作用包括恶心、便秘或腹泻、性欲改变、心动过缓或心动过速、视力障碍、瘙痒、呃逆、发热和出汗。停止治疗时可能会发生反跳性失眠(即失眠比治疗前加重)。[262]请参阅具体处方资料以获得完整的安全信息。

在长期治疗中，要定期检查血细胞计数和 LFTs，以发现黄疸和中性粒细胞减少症。抗焦虑的苯二氮䓬类药物妊娠等级为 D 类，氟西泮和三唑仑类是 X 类(见附录二“词汇表”及“妊娠及哺乳期的药物使用”，第 122 页)。苯二氮䓬类药物通过胎盘在胎儿循环中蓄积；妊娠前三个月使用这些药物(尤其是地西泮)可增加胎儿先天畸形(如腭裂)的风险。苯二氮䓬类药物可以进入母乳，所以不能用于哺乳期妇女。

表69　苯二氮䓬类药物常见的相互作用

相互作用的药物	相互作用的结果
酒精、CNS 抑制剂	↑CNS 抑制
抗酸药	可能会改变吸收的比率而不是程度；错开服药时间
氟伏沙明、奈法唑酮	抑制阿普唑仑、三唑仑的代谢；可能↑浓度，↓清除半衰期，↑CNS 抑制
口服避孕药	可能↑葡萄糖醛酸化的 BZ 的清除率；可能↓氧化的 BZ 的代谢
地高辛	↑地高辛血清浓度；监测血浓度
左旋多巴	BZ 可能↓左旋多巴的疗效
大环内酯类抗生素	↑三唑仑生物利用度，↓三唑仑的清除率
苯妥英、卡马西平	抗惊厥浓度可能↑；监测
丙磺舒	可能会干扰 BZ 代谢；加快起效或延长作用时间
雷尼替丁	↓地西泮的胃肠道吸收
利福平	↑BZ 代谢：↓疗效
茶碱	可能拮抗 BZ 的镇静效果

缩略语见附录二“词汇表”

表内信息摘自 *Physicians' Desk Reference*、*Facts and Comparisons* 或 *AHFS Drug Information*。请参阅上述资源以获得现有的和补充的处方信息

四、警告及预防

苯二氮䓬类药物使用短短4~6周便可产生依赖，停药时可出现戒断综合征。[261] 当规律使用3个月以上突然停药时，短效制剂更有可能出现这种综合征。典型的戒断症状包括焦虑、流感样症状、不安、出汗、失眠、易激惹、肌紧张或痉挛和厌食。更严重的症状包括意识障碍、人格解体、幻觉、运动感知异常和精神错乱。阿普唑仑或氯硝西泮戒断时，可出现癫痫大发作和癫痫持续状态。推荐1~2月的逐渐减药期。在此期间，可将短效制剂换成长效制剂以便停药。

对于有自杀倾向和焦虑的抑郁症患者，应只予处方和发放少量药物。虽然尚无单用苯二氮䓬类药物过量致命的报道，但当这些药物作为多药合用（常见于酒精）之一时可致命。部分苯二氮䓬类药物（如氯硝西泮、地西泮、氯氮䓬）反而可能增加隐性癫痫病患者的发作频率；患者服用这些药物应进行医学鉴定。

五、用药指南

初始剂量应个体化，逐渐加量。对于焦虑障碍，通常需要每天服用多次；但是，氯氮䓬或氯硝西泮需要睡前服用。老年人应使用较低的初始剂量，并逐步增加，尽量减少低血压的风险。对某些老年患者，每日一次用药可能比较恰当。

（江帆译　马崔审定）

第四节 非苯二氮䓬类抗焦虑药

其他抗焦虑药包括丁螺环酮（BuSpar®）（见表 70）和甲丙氨酯［眠尔通® Miltown®，Equanil®）］。

一、丁螺环酮

表 70 丁螺环酮治疗概述

特性	评述
机制	部分激动 5-HT_{1A}受体，与 D_2 受体有部分亲和力，可能↑NE 代谢。对 BZ-GABA 受体无临床意义上的影响
药代动力学	口服吸收快速（40~90 分钟达峰浓度）。95% 与蛋白结合。广泛代谢；一种活性代谢产物（1-PP）。每日两次用药［$t_{1/2}$为 2~3 小时（范围是 1~10 小时）］；药物间相互作用不常见
疗效	对 GAD 的疗效与 BZ 相当，但起效较慢（不能用于急性缓解症状）；缺乏镇静、肌松或抗惊厥作用。对 BZ 戒断症状无效。可能增强抗抑郁作用。可能逆转 SSRIs 所致的性功能障碍
用法	第 1 周 15mg/d（7.5mg BID）；根据耐受情况每隔数天↑5~30 mg/d（分次）。最高剂量为 60mg/d。2 周内可改善；4~7 周内效果最好

缩略语见附录二“词汇表”

（一）疗效

丁螺环酮对 GAD 的疗效与苯二氮䓬类药物相当，其他慢性焦虑状态可能也如此。无须增加剂量可保持长期疗效（>1 年）。起效缓慢（4~7 周）限制了该药用于缓解急性焦虑。丁螺环酮对既往用过苯二氮䓬类药物的焦虑患者可能无效。[263] 原因之一可能是丁螺环酮不能缓解苯二氮䓬类药物的戒断症状，因此从苯二氮䓬类药物换至丁螺环酮期间可能会再次出现焦虑样症状。苯二氮䓬类药物逐渐减量前可能需要两药合用数周。[263] 剂量超过 GAD 治疗量时，丁螺环酮可能还有少许抗抑郁作用。[264]

（二）药物间相互作用

只有数篇关于有重要临床意义的药物相互作用的报道（见表 71）。丁螺环酮不会强化酒精的 CNS 抑制作用，可与 SSRIs 合并使用。

（三）安全性

丁螺环酮能够很好地耐受；常用剂量相关的副作用主要有头晕、头痛、恶心、神经质、眩晕和易激惹，可以逐渐耐受；性功能障碍不常见，可能对治疗 SSRI 所致性功能障碍有用。与苯二氮草类药物不同，丁螺环酮不会损害精神运动功能，不具有镇静作用，对呼吸无影响。丁螺环酮轻微影响催乳素、皮质醇、生长激素的分泌。[263] 此药无滥用可能性；既不会出现耐受，也不会出现戒断综合征。丁螺环酮的妊娠等级为 B 类（见附录二“词汇表”及“妊娠及哺乳期的药物使用”，第 122 页）；关于哺乳期女性用药的资料尚缺乏。一般来说，应避免使用。

表 71　丁螺环酮常见的药物相互作用[263][265]

相互作用的药物	相互作用的影响
环孢素 - A	↑环孢素 - A 浓度：肾毒性；监测环孢素 - A 血药浓度
红霉素	↓丁螺环酮代谢：↑血浆浓度
氟哌啶醇	↑氟哌啶醇浓度
伊曲康唑	↓丁螺环酮代谢：血浆浓度↑
MAOIs	丁螺环酮可能↑BP；避免与 MAOIs 同时使用

缩略语见附录二“词汇表”

表内信息摘自 *Physicians' Desk Reference*、*Facts and Comparisons* 或 *AHFS Drug Information*。请参阅上述资源以获得现有的和补充的处方信息

（四）用药指南

通常起始剂量为第 1 周 15mg/d（7.5mg BID）；根据耐受情况每隔数天↑5～30mg/d，不超过 60mg/d。虽然 2 周内可观察到症状改善，但在前 4～6 周内可能观察不到最佳疗效。

二、甲丙氨酯

（一）机制

甲丙氨酯与 BZ-GABA 受体复合物有相互作用，但本身并不与其结合。[263] 甲丙氨酯可通过抑制中枢腺苷再吸收引起镇静，可能降低应激时反应性增加的 NE 转运。甲丙氨酯有轻微的肌松和抗惊厥作用。

（二）药代动力学

甲丙氨酯口服后 1～3 小时血浓度达峰值。该药的蛋白结合率不高（15%），经由肝脏代谢。短期使用 $t_{1/2}$ 为 6～17 小时，长期使用时 $t_{1/2}$ 会增加至 24～48 小时。甲丙氨酯可能会诱导部分肝酶，但资料很少。

（三）疗效

甲丙氨酯在美国上市已超过 40 年，但尚缺乏设计良好的疗效研究实验。虽然甲丙

氨酯与苯二氮䓬类药物的疗效相当，但一般都已被苯二氮䓬类药物或丁螺环酮所取代。[263]甲丙氨酯可能成为第三、四线的抗焦虑药。定期评估抗焦虑治疗的需要，方可推荐使用甲丙氨酯，但不应使用超过4个月的时间。

（四）药物间相互作用

服用甲丙氨酯的患者使用酒精、麻醉剂、巴比妥类或其他 CNS 抑制剂时，会出现协同作用；应避免合用。

（五）安全性

甲丙氨酯常见的副作用包括困倦、共济失调、口齿不清或虚弱；欣快或过度兴奋也可能发生。甲丙氨酯可引起恶心、呕吐、腹泻、心悸和短暂的心电图改变。过敏或特发性超敏反应可表现为轻度局部红斑性皮疹、支气管痉挛、血管神经性水肿等；从未使用该药的患者仅仅服用数次后就可能发生过敏。服用甲丙氨酯者曾出现过 Stevens-Johnson 综合征。

甲丙氨酯易滥用，可产生躯体和心理依赖。尚未对甲丙氨酯进行妊娠等级评估，但妊娠期应尽可能避免使用此药（见“妊娠及哺乳期的药物使用”，第122页）。甲丙氨酯可通过胎盘屏障，妊娠前三个月使用可导致胎儿先天畸形。甲丙氨酯可进入母乳，是母体血浆浓度的4倍。

（六）警告及预防

与巴比妥类一样，甲丙氨酯可能诱导癫痫发作，禁用于卟啉病患者和对本药或其有关成分［如异丙基甲丁双脲（Soma®）］敏感或过敏者。长期使用者突然停药可能诱发戒断综合征，期间可能出现癫痫发作，尤其是有癫痫倾向的患者。

（七）用药指南

通常起始剂量为1.2～1.6g/d TID，最高不得超过2.4g 或 QID，可用缓释制剂400～800mg BID。肝肾功能受损的患者无须减量，但需观察患者的临床反应是否增强。

（江帆译　马崔审定）

第五节　镇静催眠药

本节讨论巴比妥类和其他非巴比妥类镇静催眠药。苯二氮䓬类药物作为镇静催眠药已在“苯二氮䓬类药物”部分（第86页）进行讨论。抗组胺药苯海拉明也常用作镇静催眠药（第111页）。

一、巴比妥类药物

由于苯二氮䓬类药物更安全、依赖性更小且宿醉现象更少，所以普遍取代了巴比妥类作为镇静药。此外，巴比妥类作为催眠药使用时常短短2周后就无效。本节对口服巴比妥类镇静催眠药进行简短讨论，包括阿普比妥、仲丁比妥、甲苯比妥、戊巴比妥、苯巴比妥和司可巴比妥（见表72）。其抗惊厥和麻醉作用不在讨论范围内。

表72　口服巴比妥类治疗概述

特性	评述
机制	复杂，尚未完全清楚；增强脑内GABA转运。增强但不取代BZ结合。↓睡眠潜伏期（入睡时间）；停药→失眠和REM睡眠↑[266]
药代动力学	空腹时口服吸收快；起效及作用时间不同（见表73），分布广泛，肝脏代谢（无活性代谢产物）。[266]肝脏疾病时代谢↓。可能会诱导自身代谢；有很多具临床意义的药物间相互作用
疗效	很大程度上被BZ取代，2周后疗效↓
安全性	镇静，呼吸系统和心血管抑制。应考虑耐受、依赖和滥用问题。过量可能致命
用法	个体化，使用最低有效剂量，尽可能使用最短时间（失眠者≤2周）

缩略语见附录二“词汇表”

（一）疗效

巴比妥类药物可抑制CNS、呼吸和运动系统的活性，产生轻微镇静、催眠和昏迷。镇静很少使用此类药物，首选苯二氮䓬类药物。巴比妥类可用于失眠的短期治疗，但通常使用数日后，个体即出现对催眠作用的耐受。[266]

表73　口服巴比妥类镇静催眠药的药代动力学特性比较

药物		常用剂量（mg/d）		平均 $t_{1/2}$（小时）	起效（分钟）	持续时间（小时）
		镇静	催眠			
长效	甲苯比妥	32~200	—	34	30~≥60	10~16
	苯巴比妥（多种产品）	30~120	100~320	79	30~≥60	10~16
中效	阿普比妥	120	40~160	24	45~60	6~8
	仲丁比妥	45~120	50~100	100	45~60	6~8
短效	戊巴比妥	40~120	100	22~50①	10~15	3~4
	司可巴比妥	—	100	28	10~15	3~4

缩略语见附录二“词汇表”

①剂量依赖性 $t_{1/2}$ 为22小时（100mg）~50小时（50mg）

表内信息摘自 *Physicians' Desk Reference*、*Facts and Comparisons* 或 *AHFS Drug Information*。请参阅上述资源以获得现有的和补充的处方信息

（二）药物间相互作用

由于巴比妥类可诱导肝代谢酶，所以药物间的相互作用很常见，而且往往有临床意义（见表 74）。大多数的相互作用发生于苯巴比妥。

表 74　巴比妥类常见的药物相互作用

相互作用的药物	相互作用的结果
扑热息痛	明显，长期服用巴比妥可能↑肝中毒的风险
酒精、抗组胺药	↑CNS 抑制，死亡
抗凝剂	可能↑抗凝剂代谢：↓疗效；当增加或停止巴比妥类治疗时监测 PT
β－受体阻滞剂	可能改变普萘洛尔、美托洛尔的药代动力学参数（但噻吗洛尔不会）
卡马西平	↓卡马西平浓度：↓疗效
氯霉素	氯霉素可能↓苯巴比妥代谢；巴比妥盐可能↑氯霉素代谢
氯硝西泮	↑氯硝西泮清除：↓浓度和↓疗效
皮质类固醇	↑皮质类固醇代谢
强力霉素	苯巴比妥↓其浓度；巴比妥治疗停止后影响仍可能持续数周
非洛地平	↓非洛地平浓度
非诺洛芬	↓非诺洛芬生物利用度
MAOIs	↑CNS 抑制（镇静）
甲硝唑	↓甲硝唑疗效
麻醉性镇痛药	↑哌替啶的 CNS 抑制作用；↓美沙酮活性
口服避孕药	↓疗效；使用巴比妥类治疗时使用其他避孕方式
苯妥英	不可预测的影响；经常监测巴比妥类药物和苯妥英的浓度
奎尼丁	↓奎尼丁浓度；监测浓度
利福平	可能↑巴比妥类代谢：↓疗效
TCAs	↓TCA 浓度；可能增加 CNS 抑制
茶碱	↓茶碱浓度：↓疗效；监测茶碱浓度
丙戊酸	可能↓巴比妥类药物代谢：↑镇静作用
维拉帕米	↑维拉帕米清除

缩略语见附录二“词汇表”

表内信息摘自 *Physicians' Desk Reference*、*Facts and Comparisons* 或 *AHFS Drug Information*。请参阅上述资源以获得现有的和补充的处方信息

（三）安全性

常见的副作用包括镇静、共济失调、精神不振、意识障碍、头痛和发热。其他重

要的反应包括心动过缓、过度换气和低血压。使用苯巴比妥可能发生严重的、可能致命性的（尽管罕见）皮肤反应（如 Stevens-Johnson 综合征）（详细了解可见处方资料）。有报道可能会发生巨幼细胞性贫血。巴比妥类药物在母乳中少量分泌；巴比妥类药物的妊娠等级为 D 类（见附录二“词汇表”及“妊娠及哺乳期的药物使用”，第 122 页）。

（四）警告及预防

巴比妥类药物禁用于卟啉病、严重的肝肾疾病、有明显呼吸困难或阻塞（如睡眠呼吸暂停）的严重呼吸系统疾病。由于可能发生心理和生理的依赖和耐受（特别是长期给予高剂量），有药物滥用史或自杀倾向的患者如果要用的话，必须慎重管理。戒断症状包括焦虑、易激惹，也可能导致癫痫发作。巴比妥类药物可能导致矛盾性兴奋；服用者可能表现出醉酒状。过量会引起致命的心血管和呼吸抑制。巴比妥类药物单独或与其他药物（如酒精）合用时出现过自杀死亡案例。

（五）用药指南

参见处方资料以获得具体的用药指引。个体化用药很重要，不推荐使用 2 周以上。老年患者或肝肾功能损害者从低剂量开始。巴比妥类用于失眠的短期治疗时不要求进行血药浓度监测。

二、非巴比妥类催眠药

老一代的非巴比妥类催眠药（如水合氯醛或乙氯维诺）已被更安全和更有效的药物普遍取代（如苯二氮䓬类药物、唑吡坦）。不过，医生仍可能见到使用这些药物治疗失眠的老年患者。对这些老药进行简短讨论之后，将深入讨论一种非常有效、良好耐受的非苯二氮䓬类非巴比妥类催眠药——唑吡坦。

（一）机制

老一代非巴比妥类催眠药的确切作用机制尚不清楚。水合氯醛可引起轻微的大脑抑制，但很少抑制呼吸、血压或反射。

（二）药代动力学

水合氯醛可快速吸收，代谢成一种长半衰期的活性代谢产物（见表75）；随后转变为高蛋白结合率的非活性产物。乙氯维诺可被快速吸收，在肝脏失活。

（三）疗效

老一代非巴比妥类催眠药适用于短期缓解失眠症状（ <7 天）。水合氯醛使用 2 周左右后失效，而乙氯维诺约 1 周后失效。

表 75　老一代口服非巴比妥类催眠药的药代动力学特性比较

药物	常用剂量（mg/d）	平均 $t_{1/2}$（h）	起效（min）	持续时间（h）
水合氯醛	500～1 000	7～10	30	NA
乙氯维诺	500	1～3（急性） 10～20（慢性）	15～60	5

NA =不适用；其他的缩略语见附录二“词汇表”

表内信息摘自 *Physicians' Desk Reference*、*Facts and Comparisons* 或 *AHFS Drug Information*。请参阅上述资源以获得现有的和补充的处方信息

（四）药物间相互作用

老一代非巴比妥类催眠药的药物相互作用见表 76。水合氯醛可改变糖尿硫酸铜试验（葡萄糖氧化酶不会受到影响）和尿儿茶酚胺荧光测试等检验结果。

表 76　已报道的老一代非巴比妥类催眠药常见药物相互作用

相互作用的药物	相互作用的结果
酒精	↑CNS 抑制。由于代谢的相互抑制和可能的戒酒硫样反应，应避免与水合氯醛同时使用
抗凝剂	水合氯醛可能取代抗凝剂的蛋白结合位点：↑抗凝血反应。乙氯维诺可能↓抗凝血反应。监测 PT，必要时调整剂量
巴比妥类	↑CNS 抑制
苯妥英	水合氯醛可能↑苯妥英的 $t_{1/2}$：↓疗效；监测浓度

缩略语见附录二“词汇表”

表内信息摘自 *Physicians' Desk Reference*、*Facts and Comparisons* 或 *AHFS Drug Information*。请参阅上述资源以获得现有的和补充的处方信息

（五）安全性

水合氯醛常见的副作用包括定向力障碍、梦游、语无伦次、恶心、消化不良、宿醉和令人不快的味觉，过敏性皮疹也可发生。乙氯维诺可出现胃肠道症状和皮疹。这些药物的妊娠等级为 C 类（见附录二词汇表“及“妊娠及哺乳期的药物使用”，第 122 页），不适用于哺乳期女性。

（六）警告及预防

水合氯醛应避免用于食道炎、胃炎或溃疡病患者。卟啉病患者慎用水合氯醛，禁用乙氯维诺。老一代非巴比妥类催眠药长期使用与滥用、耐受和躯体依赖有关。突然停药可能引起致命性戒断综合征。过量导致呼吸抑制和心血管系统功能衰竭。

（七）用药指南

水合氯醛为500～1 000mg，睡前15～30分钟服用，可用整杯水或果汁吞服以减少对胃的刺激；建议患者不要咀嚼胶囊。睡前服乙氯维诺500mg；如果疗效不够可增加至750mg。如果患者出现早醒，可当时补服200mg。

三、唑吡坦

酒石酸唑吡坦（见表77）是第一个新型的非苯二氮䓬类非巴比妥类催眠药，属咪唑并吡啶类。适用于失眠的短期治疗。

表77　唑吡坦治疗概述

特性	评述
机制	选择性地结合中枢 BZ_1 受体，↑GABA转运→镇静。不结合 BZ_2 或 BZ_3 受体，因此缺乏抗焦虑、肌松和抗惊厥活性[267]
药代动力学	快速入睡（15～20分），可能会被食物延迟。92%与蛋白结合。广泛肝代谢，≥3种非活性产物经肾脏排泄。$t_{1/2}$ 为1.5～3小时。老年人和肝肾病患者的药代动力学有所改变。[267]药物间的相互作用罕见（酒精除外）
疗效	高效、快速起效，用于失眠的短期治疗
安全性	良好耐受；困倦、头晕、腹泻常见。对睡眠阶段或REM睡眠无影响；没有反跳性失眠、白天宿醉或戒断症状。部分报道有耐受性和依赖性
剂量	10mg HS睡前服（老年人5mg HS）。不超过10mg HS

缩略语见附录二“词汇表”

（一）疗效

唑吡坦是一种有效的催眠药，有高度镇静作用。[262][267][268]唑吡坦不改变睡眠阶段或REM睡眠；不产生反跳性失眠、白天宿醉或戒断症状。对催眠作用的耐受和依赖已有报道。[269][270]10mg的剂量（老年人5mg）是最大的临床有效剂量；较高剂量并不能提供更好的临床疗效，但副作用会增加。

（二）药物间相互作用

唑吡坦的药物间相互作用（见表78）并不常见。唑吡坦的药代动力学参数并不因酒精、咖啡因、氟哌啶醇、氯丙嗪、西咪替丁、雷尼替丁、华法林或地高辛而改变。[267]

（三）安全性

按推荐剂量短期使用，最常见的副作用是困倦、头晕和腹泻。有依赖或滥用的可能性；[269]停药时戒断综合征并不常见但已有报道。[267][270]唑吡坦的妊娠等级为 B 类（见附录二“词汇表”及“妊娠及哺乳期的药物使用”，第 122 页）。虽然母乳中只少量分泌（<0.02%），仍不推荐哺乳期女性使用。

表 78　已报道的唑吡坦的药物相互作用[267]

相互作用的药物	相互作用的结果
酒精	↑CNS 抑制
西咪替丁	警觉性↓
米帕明	↓米帕明浓度；有顺行性遗忘
氯丙嗪	↑精神运动损害

缩略语见附录二“词汇表”

表内信息摘自 *Physicians' Desk Reference*、*Facts and Comparisons* 或 *AHFS Drug Information*。请参阅上述资源以获得现有的和补充的处方信息

（四）警告及预防

慎用于呼吸容量下降的患者，因为可能会产生抑制作用。慎用于抑郁症，尤其是有自杀倾向的患者。戒断综合征出现的可能性小，但已有报道，包括反跳性失眠、震颤、抽搐和易激惹。[270]唑吡坦停药时要观察患者是否恶心、面红、疲劳、焦躁或其他严重的戒断症状。

（五）用药指南

通常起始剂量为 10mg HS；较高剂量并不能产生更好的疗效。老年人（>65 岁）或有肝损害的患者推荐用量为 5mg HS。必要时可加大剂量至 10mg。最大日剂量为 10mg。肾损害患者的剂量无须调整，但需观察临床反应是否增强。为更快起效，建议患者临睡前空腹服用。

（江帆译　宁玉萍审定）

第六节　抗精神病药物

抗精神病药物是一大组具有共同药理学特征和副反应的化合物（见表 79）。具有相似侧链的亚组成员（如甲硫达嗪，美索哒嗪）一般具有一些共同的药理学效应（见表 80）。第二代非典型抗精神病药物（如氯氮平、喹硫平、利培酮和奥氮平）和典型抗精神病药物的主要区别在于神经递质结合和副作用不同，故在此分开讨论（见第 102 页）。

表 79 典型抗精神病药物治疗概述

特性	评述
机制	阻断突触后 DA（D_1、D_2、D_3、D_4）受体，部分作为拮抗剂作用 α_1－肾上腺素、5－羟色胺、组胺能和胆碱能受体
药代动力学①	口服吸收可变（口服液体较固体制剂吸收更快且更可预期），蛋白结合率≥90%，脂溶性（易进入 CNS），主要经肝脏代谢产生活性代谢物。$t_{1/2}$≤30 小时。药物间的相互作用常见
疗效	↓幻觉、妄想及思维混乱，但对情感迟钝、退缩和淡漠通常无效
安全性	嗜睡，抗胆碱能相关效应，心脏效应，光敏反应。严重者 EPS 和 TD（常见），NMS 和 WBC↓（少见）
剂量	个体化；逐渐↑，调整剂量的频率不超过每周一次；完全起效需≥6 周

缩略语见附录二“词汇表”

①仅适于口服抗精神病药物。使用注射剂型可快速缓解症状，也可采用长效（depot）肌注（IM）剂型（如氟奋乃静庚酸酯、氟奋乃静癸酸酯、氟哌啶醇癸酸酯）

表 80 典型抗精神病口服药物的特性比较[209]

药物	等效剂量①（mg）	常用剂量范围（mg/d）	镇静	EPS	抗胆碱能	体位性低血压
氯丙嗪②	100	200～800	+ + +	+ +	+ +	+ + +
甲硫达嗪③	100	150～800	+ + +	+	+ + +	+ + +
美索达嗪③	50	30～400	+ + +	+	+ + +	+ +
氟奋乃静④	2	0.5～40	+	+ + +	+	+
奋乃静④	10	8～64	+	+ + +	+	+
丙氯拉嗪④	15	15～150	+ +	+ + +	+	+
三氟拉嗪④	5	2～40	+	+ + +	+	+
氨砜噻吨⑤	4	5～30	+	+ + +	+	+
氟哌啶醇	2	2～20	+	+ + +	+	+
吗啉酮	10	15～225	+	+ + +	+	+
洛沙平	15	20～250	+ +	+ + +	+	+ +

+ + + =高；+ + =中；+ =低；其他缩略语见附录二“词汇表”

①大约等效的剂量②二甲胺基类吩噻嗪③哌啶类吩噻嗪④哌嗪类吩噻嗪⑤硫杂蒽类

表内信息摘自 *Physicians' Desk Reference*、*Facts and Comparisons* 或 *AHFS Drug Information*。请参阅上述资源以获得现有的和补充的处方信息

一、典型抗精神病药物

因为抗精神病药物抑制或减少条件行为反应、情感表现、动机和兴趣水平、幻听和妄想，从而导致镇静，所以它们用于治疗精神病（如分裂症）和精神病性行为（如发生于阿尔茨海默病或躁狂发作的早期阶段）。但它们并不普遍有效，且副作用几乎涉及每个器官，因此患者对其治疗依从性有限。氟哌啶醇是典型的高效价抗精神病药物，氯丙嗪则是典型的低效价药物（综述见文献 204 和 209）。

表 81　典型抗精神病药物常见的药物间相互作用

相互作用的药物	相互作用的结果
酒精、CNS 抑制剂	↑CNS 抑制，↑EPS
含铝制酸剂	↓胃肠道吸收：↓疗效；间隔 1～2 小时后给药
抗胆碱药物	↓疗效和恶化精神病症状；↑抗胆碱副作用
巴比妥类	巴比妥类↑抗精神病药物代谢：↓其浓度，↓疗效。同时，抗精神病药物也↓巴比妥浓度
溴隐亭	↓溴隐亭疗效（吩噻嗪类）
卡马西平	↓氟哌啶醇浓度：↓疗效
肾上腺素	氯丙嗪可翻转或钝化升压药效果
氟伏沙明	氟伏沙明可↓其代谢：↑氟哌啶醇浓度；有报道可出现严重 EPS
锂盐	吩噻嗪类或氟哌啶醇可↑定向错误、神经毒性及 EPS
哌替啶	吩噻嗪类可↑过度镇静和低血压
苯妥英	↑或↓苯妥英浓度；↓氟哌啶醇浓度
心得安	↑心得安和吩噻嗪类浓度；可导致低血压
TCA	吩噻嗪类或氟哌啶醇可↑TCA 浓度；TCA 也可↑抗精神病药物浓度
丙戊酸	氯丙嗪可↑丙戊酸波谷浓度和半衰期

缩略语见附录二“词汇表”

表内信息摘自 *Physicians' Desk Reference*、*Facts and Comparisons* 或 *AHFS Drug Information*。请参阅上述资源以获得现有的和补充的处方信息

（一）疗效

研究表明各种抗精神病药物治疗精神病性障碍疗效相似。[203] 主要区别在于副作用的严重程度和药物间的相互作用。某种抗精神病药物对患者无效，也许同类的其他亚型药物却有效。较情感迟钝、退缩和兴趣缺乏（阴性症状）而言，典型抗精神病药物对幻觉、妄想和思维散漫（阳性症状）更有效。[271] 阴性症状酷似常见的抗精神病药物副反应，导致治疗效果评估困难。相对而言，非典型抗精神病药物（见第 102 页）对

阳性症状和阴性症状均可有效缓解。

（二）药物间相互作用

某些药物可能与抗精神病药物竞争肝酶结合位点（增加抗精神病药物血药浓度）或促进代谢（降低其血药浓度）（见表81）。抗精神病药物可导致假阳性实验结果（如尿胆原、淀粉酶、苯丙酮尿及妊娠试验等）。

（三）安全性

副作用大致分为四类：镇静、EPS、抗胆碱能和抗肾上腺素能作用（体位性低血压）（见表80）。尽管某些亚类别的药物更易出现某些副作用，但对使用抗精神病药物治疗的患者而言，任何副作用都有可能发生。建议参照处方信息查找特定的安全性数据（也见文献203）。

表82　抗精神病药物亚类间安全性差异概述

亚类（原型）	较常出现的副作用	较少出现的副作用
二甲胺基类（氯丙嗪）	镇静、低血压、皮炎、抽搐	EPS
哌嗪类（氟奋乃静）	EPS	镇静、低血压、视网膜毒性
哌啶类（甲硫达嗪）	视网膜毒性（剂量 > 800mg/d），射精障碍，ECG 改变	EPS
硫杂蒽类（氨砜噻吨）	镇静，EPS	镇静（氨砜噻吨），抗胆碱能作用，低血压
丁酰苯类（氟哌啶醇）	EPS	镇静，抗胆碱能作用，低血压

缩略语见附录二“词汇表”

表内信息摘自 *Physicians' Desk Reference*、*Facts and Comparisons* 或 *AHFS Drug Information*。请参阅上述资源以获得现有的和补充的处方信息

嗜睡常见于治疗前2周，但通常会被患者逐渐耐受。若嗜睡特别严重或持续，则应减少剂量。其他常见的副反应包括脉搏加快、瘙痒、口干、鼻充血、恶心、便秘；长期、大剂量治疗可能导致光敏性反应。女性月经异常和性欲改变可能与多巴胺受体阻滞和催乳素分泌升高或促性腺激素释放抑制有关。[271]男性勃起和射精障碍常常与剂量相关，且更多见于低效价的药物（如氯丙嗪）。低效价抗精神病药物可延长QT间期。

典型抗精神病药物引起粒细胞缺乏症罕见，但也可发生于用药4～10周后。建议患者报告有无严重发热，口、齿龈和咽喉部疼痛和其他的感染征象。轻度白细胞减少无须停药。迟发性运动障碍（TD，见附录二“词汇表”）难以预料且可能不可逆。报道指出，恶性综合征（NMS，见附录二“词汇表”）最常见于氟哌啶醇和长效抗精神病药物（如肌肉注射），也可见于氨砜噻吨、甲硫达嗪和所有抗精神病药物。抗精神病药物抑制咳嗽反射，可能降低老年或虚弱患者的中枢口渴敏感性，导致血液浓缩和脱水。致死性支气管肺炎罕见。如果治疗前2～4周内出现黄疸（高敏感性表现，如发热、流

感样疾病），则应停用抗精神病药物。

（四）警告及预防

抗精神病药物禁用于肝脏损害、严重低血压或高血压、骨髓抑制或恶血质患者。对于某些患者，也应慎用（见表83）。

哺乳期妇女应避免使用；尚未确定药物对妊娠期妇女的安全性（见“妊娠及哺乳期的药物使用”，第122页）。研究表明所有的抗精神病药物均可通过胎盘，但暂未深入研究药物的致畸性；妊娠晚期的三个月内使用可导致低血压和EPS。对妊娠期妇女使用抗精神病药物必须仔细考虑其风险—获益比。

抑郁患者应慎用，特别是自杀患者。但精神病性抑郁患者需合用抗抑郁剂和抗精神病药物。抗精神病药物过量时可表现为显著的CNS抑制（嗜睡、深睡或昏迷）和低血压，但也可表现为激越或坐立不安、抽搐、发热和ECG改变，也可出现EPS。药物过量者需住院接受支持性治疗。

表83　抗精神病药物使用注意事项

慎用于	评述
QT间期↑	低效价药物（如氯丙嗪）有奎尼丁样作用
帕金森病	↑EPS
青光眼	抗胆碱能作用可导致视物模糊；晶体沉淀，玻璃体混浊也有报道
抽搐史	↓抽搐阈值→大发作或小发作。↑镇静剂时更常见。可能猝死（脑损害或抽搐患者剂量增加）
乳癌	持续↑催乳素是否与乳癌相关仍不清楚，但建议慎用
肾功能损害	监测肾功能，如果BUN升高则↓剂量
肝功能损害	脑病可↑CNS效应的敏感性；阻塞性黄疸（氯丙嗪）可能↓药物清除率
暴露于极端气温	↓体温调节；可导致体温过高或过低

缩略语见附录二“词汇表”

表内信息摘自 *Physicians' Desk Reference*、*Facts and Comparisons* 或 *AHFS Drug Information*。请参阅上述资源以获得现有的和补充的处方信息

（五）用药指南

抗精神病药物有效的治疗剂量范围较宽。可参考表80或用药指南。通常采用个体化用药方案，使用最低有效的起始剂量，缓慢加量（不超过每周一次）。老年或衰弱患者使用1/4～1/3的成人剂量，加量应更缓慢，因为他们对药物疗效和副作用更敏感。判断药物的临床疗效可能需6周以上的时间。突然中断高剂量药物治疗可出现胃肠道不适（腹泻）、头晕、头痛、心动过速、失眠、运动障碍和静坐不能等症状，建议逐渐减少剂量。对非分裂症患者而言，仅在需要时才使用抗精神病药物，并需采用最低有

效剂量及短期使用以维持疗效和减少毒性。

开始使用时分次口服，由于药物效应持续时间长，当达到有效剂量时可考虑睡前服用。已证实某些药物的临床疗效与血药水平有关，但仍有与之相左的报道。[272] 监测血药浓度有时对监督患者的服药依从性、避免毒性及评估药物间的相互作用有利。

二、非典型抗精神病药物

对某些患者，非典型抗精神病药物（如氯氮平、奥氮平、喹硫平和利培酮）较典型抗精神病药物可提供更显著的疗效和更好的安全性（见表84）。首先，EPS轻微，几乎不发生TD，常用剂量时的高催乳素血症程度轻微。其次，可同时改善阴性症状及阳性症状，对难治性患者可能更有效（见第56页）。最后，作为一类抗精神病药，它们对认知功能的损害轻微且可能改善认知（如减少行为和情感反应），故耐受性较好。这些直接源自它们与典型抗精神病药物不同的神经递质受体的结合情况（见下述“机制”；也见文献203和273）。

机制：

氯氮平倾向结合5-HT_2受体，接着是α_1-肾上腺素、组胺（H_1）和毒蕈碱胆碱能受体；它也阻断多巴胺（D_1、D_2和D_4）受体。奥氮平对5-HT、DA、组胺、α-肾上腺素和胆碱能受体的结合是类似的。

利培酮阻断5-HT受体，对α-肾上腺素、多巴胺和组胺受体有高亲和力。对乙酰胆碱或β-肾上腺素能受体几乎无亲和力。喹硫平阻断5-HT_2受体作用强，其次是D_2受体；同时拮抗组胺和α-肾上腺素受体，但不结合毒蕈碱胆碱能或BZ受体。[274]~[276]

表84　非典型抗精神病药物治疗概述[277]

药物	常用剂量范围（mg/d）	镇静	EPS	抗胆碱能	体位性低血压
氯氮平	300~900	+++	0/+	+++	+++
奥氮平	5~20	+	0/+	+/++	+
喹硫平	150~600	+	0/+	0/+	+
利培酮	1~6	+	0/+①	0/+	+

+++=高；++=中；+=低；0=不显著，与安慰剂相似；其他缩略语见附录二“词汇表”

①与剂量相关；剂量>6mg/d时显著

表内信息摘自 *Physicians' Desk Reference*、*Facts and Comparisons* 或 *AHFS Drug Information*。请参阅上述资源以获得现有的和补充的处方信息

（一）氯氮平

氯氮平是美国第一个上市的非典型抗精神病药物。尽管疗效显著，但可导致少数

患者出现严重的、有潜在致死性的粒细胞缺乏症，故它通常用于治疗重度且对典型抗精神病药物无效（足剂量足疗程）的患者。

1. 药代动力学

氯氮平口服吸收良好，达峰时间为6小时（平均2.5小时）。蛋白结合率高（95%）。尽管尚未全面研究药物间相互作用，但在氯氮平开始、停止或调整剂量时，应监测那些同时服用的蛋白结合率高的药物血浆浓度（如华法林、苯妥英、地高辛）。氯氮平代谢完全，主要经CYP1A2。代谢产物去甲基氯氮平有治疗效果的同时，也可能对造血前体物有毒性。半衰期长（10~17小时），允许睡前单次服用，不少SSRIs（如氟西汀、帕罗西汀、氟伏沙明和舍曲林）会增加氯氮平和去甲基氯氮平血浆浓度。

表85　氯氮平常见的药物相互作用[226][275][278][279]

相互作用的药物	相互作用的结果
西咪替丁	↓氯氮平代谢：↑浓度
红霉素	↓氯氮平代谢：↑浓度
酮康唑	↓氯氮平代谢：↑浓度
苯妥英、卡马西平	↑氯氮平代谢：↓浓度（和卡马西平合用↑粒细胞缺乏症风险）；监测苯妥英浓度
利培酮	↑氯氮平和利培酮浓度
SSRIs	↓氯氮平代谢：↑浓度

缩略语见附录二“词汇表”

表内信息摘自 *Physicians' Desk Reference*、*Facts and Comparisons* 或 *AHFS Drug Information*。请参阅上述资源以获得现有的和补充的处方信息

2. 疗效

对治疗严重及慢性分裂症，氯氮平明显较氯丙嗪更为有效。[280][281] 较典型抗精神病药物可显著改善认知功能。[210] 有效血药浓度范围已确定，至少超过350mg/dL才有效。[278] 已有研究表明，氯氮平不仅对于分裂症有效，而且对难治性躁狂亦有效。[282]

3. 安全性

常见副作用包括嗜睡和镇静、头晕、眩晕、头痛、多涎、心动过速、低血压、便秘和恶心。治疗第一周可能出现暂时性良性体温升高；对这类患者要考虑NMS或粒细胞缺乏症的可能（见“警告及预防”）。长期治疗可出现明显的体重增加，这严重影响依从性。氯氮平为妊娠B类药物（见附录二“词汇表”及“妊娠及哺乳期的药物使用”，第122页）；哺乳期妇女禁用。氯氮平较少导致EPS，几乎不升高血浆催乳素水平。导致TD或EPS的可能性虽小，但仍存在风险。[283]

4. 警告及预防

氯氮平具有导致潜在致命性粒细胞缺乏症（WBC < 500/mm^3）的高度风险（累积发生率为每年1.3%）。老年患者和妇女的风险更大，有犹太人血统的患者发生比例更高。治疗期间和停药4周内需进行基线WBC计数和分类及每周WBC检测。Clozaril患

者管理系统（*Clozaril® Patient Management System*）将WBC检验、患者依从性、安全监测和药店配送服务联系在一起。不能给患者超过1周的药物储备。氯氮平禁用于骨髓增殖障碍或有氯氮平所致的粒细胞缺乏症或严重粒细胞减少症，或任何接受骨髓抑制治疗的患者。由于对骨髓的毒性，禁与卡马西平合用。

氯氮平可能增加抽搐发作（累积发生率每年5%），并与剂量相关（<300mg/d时发生率为1%，>600mg/d时发生率为4.4%）。[277]对有抽搐病史或已服用增加抽搐风险药物（如安非他酮、马普替林）的患者应慎用氯氮平。氯氮平还可能加强抗胆碱能药物、抗高血压药和CNS抑制剂（如酒精、苯二氮䓬类药物）的药理作用。对伴有良性前列腺增生症（BPH）或闭角型青光眼的患者需慎用氯氮平（见表83）。目前对伴有肝、肾或心脏疾病患者使用氯氮平的安全性数据有限。

5. 用药指南

常用起始剂量为12.5mg QD或BID；若患者可耐受，增加25～50mg/d。两周或三周后目标剂量为300～450mg/d。随后的剂量增加不要超过每周100mg。当剂量稳定时可监测血药浓度。缓慢的剂量滴定能减少抽搐、低血压和镇静的风险。尽管有时需更高的剂量，但目前常用的临床有效剂量为300～600mg/d。对服用超过550mg/d的患者，建议合用一种抗惊厥药以减少抽搐发作的风险。

（二）奥氮平

奥氮平结构上与氯氮平相似。

1. 药代动力学

奥氮平口服吸收良好，达峰时间为6小时。食物不影响吸收。蛋白结合率高（93%）且主要经肝脏CYP1A2酶代谢，代谢物无治疗作用。已有明显临床意义的药物间相互作用的报道（见表86）。由于该药半衰期为30小时，故推荐QD服用。奥氮平经肝脏高度代谢，所以肝脏疾病（不是肾脏疾病）可能增加血药浓度。性别间血药浓度的差异明显（女性清除率较低，故血药浓度较高），但无重要的临床意义。吸烟者清除率升高40%～50%，日本人的半衰期可能较长。[279][284]

表86　奥氮平常见的药物间相互作用[279]

相互作用的药物	相互作用的结果
酒精，CNS抑制剂	↑疗效，慎用
氟伏沙明	↓奥氮平代谢；↑浓度
奥美拉唑	↑奥氮平代谢；↓浓度
苯妥英，卡马西平	↑奥氮平代谢，中度↓其浓度；可能与临床不相关
利福平	↑奥氮平代谢；↓浓度

缩略语见附录二“词汇表”

表内信息摘自*Physicians' Desk Reference*、*Facts and Comparisons*或*AHFS Drug Information*。请参阅上述资源以获得现有的和补充的处方信息

2. 疗效

目前，有关奥氮平治疗分裂症的临床经验有限但正在迅速积累。对慢性分裂症患者，它与氟哌啶醇、利培酮一样有效，但 EPS 和 TD 更少见。[284]~[286]也有研究提示对某些分裂症患者，奥氮平的疗效更优于其他药物。

3. 安全性

奥氮平通常耐受性良好。常见的药物副作用包括嗜睡、便秘、静坐不能、头痛和体重增加。[284]体重增加这一副作用有待进一步确定，且可能与患者依从性差有关。心脏副作用（如体位性低血压、头晕和心动过速）常见，但可通过低起始剂量，逐步滴定使该副反应最小化。剂量小于 10~15mg/d 时，EPS 无明显临床意义。[287]尽管它与氯氮平化学结构相似，但是奥氮平似乎并没有严重的血液学毒性。它也不引起 TD，但就像所有抗精神病药物一样，一旦出现 NMS 或 TD 的症状或体征，应马上停药。

4. 警告及预防

对伴有心脏疾病的患者应慎用奥氮平，因为它可能导致高血压性发作（如脱水、对抗高血压药）。同时服用 CNS 抑制剂（如酒精，苯二氮䓬类药物）的患者也应慎用。很多典型抗精神病药物的预防措施同样适用于奥氮平（见表 83），特别是有中度、持久的高催乳素血症（高剂量）的患者，有青光眼、良性前列腺增生症、抽搐史的患者，还有暴露于极端气温中的患者。奥氮平为妊娠 C 类药物（见附录二“词汇表”及“妊娠及哺乳期的药物使用”，第 122 页），哺乳期妇女禁用。肝功能障碍的患者应慎用奥氮平，并建议对该类患者定期检测转氨酶。

5. 用药指南

常用起始剂量为 5~10mg HS（与进食无关），数天后可增至 10mg HS。由于半衰期长，建议之后的剂量调整不超过每周一次。常用最大剂量为 20mg/d，也有些患者需要加量至 30~40mg QD。对于老年或容易出现低血压的患者，起始剂量为 2.5~5mg QD 后逐渐滴定。对伴有肾功能损害的患者无须调整剂量。

（三）喹硫平

喹硫平是最近进入美国市场的一种非典型抗精神病药物。结构上与氯氮平和奥氮平相似。与其他非典型抗精神病药物一样，它比典型抗精神病药物较少引起 EPS。

1. 药代动力学

喹硫平口服吸收快速完全；经肝脏 CYP3A4 酶大部分代谢为无活性代谢物。半衰期为 3~6 小时。[273][274]目前尚无对其药物间相互作用的全面评估，但已有一些重要的临床相互作用的报道（见表 87）。目前认为药物间相互作用主要与喹硫平经 CYP3A4 酶代谢抑制有关。

2. 疗效

一项为期 6 周的临床研究表明，高剂量喹硫平（≤750mg/d）比低剂量（≤250mg/d）或安慰剂治疗分裂症更有效。[288]阳性症状持续减轻，阴性症状略逊。目前尚无有关喹硫平治疗分裂症的长期疗效或与其他非典型抗精神病药物对照研究的报道。

表 87 喹硫平常见的药物间相互作用[274]

相互作用的药物	相互作用的结果
卡马西平	可能↑代谢：↓浓度
红霉素	可能↓代谢：↑浓度及副作用
氟伏沙明	可能↓代谢：↑浓度及副作用
酮康唑	可能↓代谢：↑浓度及副作用
奈法唑酮	可能↓代谢：↑浓度及副作用
苯妥英	↑喹硫平清除率：明显↓浓度
甲硫达嗪	可能↑喹硫平清除率：↓浓度

缩略语见附录二“词汇表”

表内信息摘自 *Physicians' Desk Reference*、*Facts and Comparisons* 或 *AHFS Drug Information*。请参阅上述资源以获得现有的和补充的处方信息

3. 安全性

喹硫平耐受性良好，体重增加是常见的副作用。其他副作用包括嗜睡、头晕、便秘、体位性低血压和口干。有报道表明使用喹硫平治疗前 3 周以内，肝功能可升高到正常上限的 3 倍，继续治疗后逐渐恢复基线时的水平，有报道表明服用喹硫平的患者其胆固醇和甘油三酯增高。通过低剂量起始（25mg BID）及缓慢加量，可最低限度地减少体位性低血压。TD 罕见，仅发生在合并使用其他抗精神病药物的患者。明显的高催乳素血症似乎还未发现。[273][274]

4. 警告及预防

动物实验表明，长期服用喹硫平的狗可出现白内障。推荐基线时进行裂隙灯检查，以后每 6 个月复查一次。已有 1 例阴茎持续勃起的报道。不建议哺乳期妇女使用喹硫平。一般的警告及预防事项与典型及非典型抗精神病药物相似。

5. 用药指南

常用起始剂量为 25mg BID；若患者可耐受，则 2～3 天后可增加 25 或 50mg BID 或 TID。目标范围是 300～400mg/d。若需进一步加量，至少再间隔 2 天。由于喹硫平代谢广泛，老年患者和伴有肝功能损害的患者可能需要缓慢滴定和维持较低的治疗剂量。

（四）利培酮

利培酮结构上与氯氮平和奥氮平不同。

1. 药代动力学

利培酮吸收几乎完全且不受食物的影响；达峰时间在 1 小时内。利培酮代谢广泛，主要经 CYP2D6，其中一个代谢产物（9 - 羟利培酮）具有与母代药物相似的治疗作用。小部分（ <10% ）患者属遗传慢代谢型，可能因血药浓度高而表现出临床反应增强。平均半衰期约 20 小时（母代药物和代谢产物）。利培酮与 9 - 羟利培酮的蛋白结合率分别是 90% 和 77% 。伴中到重度肾脏疾病的患者，其利培酮和代谢物的清除率下降约 60% 。

2. 药物间相互作用

有显著临床意义的药物间相互作用已有报道。虽然如此，抑制 CYP2D6 系统的药物仍可能影响利培酮的代谢。当加用或停用某些药物（如 SSRIs、TCAs）时，需严密监测患者的毒性反应。

3. 疗效

短期和长期实验（长达 12 月）均已证实利培酮对治疗慢性分裂症有效。有研究报道，利培酮与氟哌啶醇疗效相当，但前者起效更快，EPS 发生率更低，对阴性症状的疗效更好（见第 55 页）。

4. 安全性

常见的副反应有镇静、EPS（与剂量相关）、便秘、体位性头晕、鼻炎、消化不良和心动过速。剂量为 4 ~ 6mg/d 时，EPS 发生率与安慰剂相似，尽管有争议认为临床实验中安慰剂 EPS 发生率相对高是因为既往抗精神病药物治疗有遗留效应。TD 罕见，但如果出现相关症状则需考虑。体重增加不常见，但小部分患者可能表现明显且与剂量相关。皮肤病反应包括常见的光敏性反应，建议患者使用防晒剂和保护性衣着。利培酮为妊娠 C 类药物（见附录二“词汇表”及“妊娠及哺乳期的药物使用”，第 122 页），哺乳期妇女禁用。

5. 警告及预防

利培酮可能干扰抗组胺药和 CNS 抑制剂（如酒精、苯二氮䓬类药物）和对抗多巴胺激动剂（如左旋多巴）。有报道表明该药可导致持久的高催乳素血症，乳癌患者应慎用（见表 83）。已有 1 例报道阴茎异常勃起（治疗 11 个月后出现）和 1 例血小板减少性紫癜。有抽搐史或在极端温度暴露下的患者需慎用。

6. 用药指南

常用起始剂量为 1mg BID（老人 0.5mg BID）；若患者耐受，第二、第三天可增加 1mg BID（老人 0.5mg BID）。3 天后目标剂量为 3mg BID。分次服用的滴定程序可使体位性低血压的风险降到最低。随后的剂量调整（1mg BID）间隔不少于每周一次以获得新的稳态浓度。剂量范围为 4 ~ 6mg/d。剂量高于 6 ~ 10mg/d 时通常不会增加效果，而且会出现更多的 EPS，尽管这些副作用在低剂量时也可能发生，特别是对老年患者。对已停用药物的患者重新开始利培酮治疗，应使用上述的 3 天滴定程序。

老年患者、严重肾病患者（CrCl < 30mL/min）或肝病患者，或有低血压风险患者的常用起始剂量为 0.5mg BID；增加 0.5mg BID 直到最大剂量 4mg/d。[289]

译者注：其他非典型抗精神病药物

1. 阿立哌唑

喹诺酮类衍生物，药理特性表现为部分性突触前 D_2 激动和突触后 D_2 拮抗作用，并有轻度 $5-HT_{1A,2A/C}$ 受体结合而具有部分 $5-HT_{1A}$ 激动和 $5-HT_{2A}$ 拮抗作用。不受患者的年龄、性别、种族、吸烟及肝肾功能状况等因素的明显影响。口服吸收良好，口服后 3 ~ 5 小时可达血药浓度峰值，在治疗剂量下，阿立哌唑及其主要代谢产物与血浆蛋白的结合率大于 99%，可通过血—脑脊液屏障。阿立哌唑和脱氢阿立哌唑的平均消除半衰期分别约为 75 小时和94小时。

该药是适合分裂症不同病期和复发预防的治疗选择，是治疗分裂情感障碍疗效和耐受性较好的药物。2004年获得FDA批准作为合并用药治疗双相躁狂发作的适应症。阿立哌唑可引起体位性低血压，常见（>10%）的药物不良反应有焦虑、头痛、失眠、头晕、思睡、恶心、呕吐、尿失禁、颈强直，偶见（1%~10%）的有静坐不能、便秘、皮疹、咳嗽、鼻塞。对有心脑血管疾病、低血压、癫痫病史的患者应慎用阿立哌唑。用药后应避免操纵危险机器及驾驶汽车。服药后不宜大量运动，避免过热或脱水。妇女服药期间应停止哺乳。对65岁以上老年人和儿童缺乏安全性和有效性的评价。

常用起始剂量为10~15mg，每日1次顿服，餐前餐后服用均可。其有效服药剂量为10~30mg，加大剂量后疗效增加不明显。

2. 齐拉西酮

一种有效的新型多巴胺D_2受体和5-HT_2受体的平衡拮抗剂，可以口服或静脉给药，与食物同服，可增加药物吸收。血浆蛋白结合率大于99%，在肝脏代谢，主要以代谢产物形式排出体外，只有不到1%~4%以原药形式经尿液和粪便排出体外。2001年经FDA批准上市用于分裂症的治疗。2004年获得FDA批准作为合并用药治疗双相躁狂发作。一般情况下，应在餐中或餐后服用，口服起始剂量为40mg/d，剂量可以逐渐加至160mg/d，尽量从小剂量开始，并逐渐增加到治疗剂量120~200mg/d。

常见不良反应包括头痛、嗜睡、眩晕、恶心和消化不良，是目前非典型抗精神病药物中对体重影响最小的药物，对糖代谢、脂质代谢和糖尿病影响低于其他非典型抗精神病药物，EPS发生率与安慰剂相近。

3. 阿密舒必例

为苯甲酰胺类衍生物，具有高选择性多巴胺D_2/D_3受体的拮抗作用，治疗精神分裂症阳性和阴性症状都有明确疗效，已在欧洲大部分国家上市并使用，低剂量时选择性阻断突触前D_2/D_3受体，能增强DA的传递和改善阴性症状；高剂量时阻断突触后D_2/D_3受体，能抑制DA的传递和改善阳性症状。对边缘系统作用有相对选择性，从而使EPS的发生危险降低。精神分裂症急性发病时常用剂量范围为400~800 mg/d，必要时可加至1 200mg/d。对以阴性症状为突出表现的分裂症患者，推荐剂量为50~300mg/d。

（沐楠译　马崔审定）

第七节　锥体外系副作用的治疗药物

EPS（见附录二“词汇表”）是典型抗精神病药物的一个棘手的并发症，如果误诊可能引起医生增加抗精神病药剂量。抗精神病药物所致EPS被认为源自多巴胺受体阻滞和随之发生的不平衡，表现为胆碱能活动的相对增加。药物所致EPS可分类为急性肌张力不全（如做鬼脸、动眼危象、喉痉挛），静坐不能（如主观的不安感和客观的运动不停)，类帕金森症状（如动作缓慢、面具脸、僵硬）及 TD（如不规则的口、颊和面部运动)。由于 EPS 降低患者的治疗依从性并加重精神病性症状，所以可导致严重的不良后果。[290]尽管药物所致 EPS 可能与剂量相关，且某些抗精神病药物较其他类药物可能更少引起这类症状（见表 80)，但大多数 EPS 仍需治疗。常用于治疗 EPS 的药物包括阻滞或减少胆碱能活性的药物（如抗胆碱能、抗组胺）或增加多巴胺活性的药物（如多巴胺能药物)；β-受体阻滞剂和苯二氮䓬类药物也可有效治疗部分的静坐不能。

一、抗胆碱能药物

用于治疗 EPS 的口服抗胆碱能药物包括苯甲托品（Cogentin®)、比哌立登（Akineton®)、丙环定（Kemadrin®）和苯海索（安坦®)（见表 88)。比哌立登和丙环定是苯海索类似物。

表 88　治疗 EPS 的抗胆碱能药物概述

特性	评述
机制	因抗精神病药物阻断 DA 受体阻滞而导致的胆碱能活性相对↑
药代动力学	数据很少。达峰时间为 1.5 小时。和吩噻嗪类药物及 DA 受体激动剂有药物间的相互作用
疗效	↓僵硬、流涎、运动不能和与急性 EPS 相关的喉痉挛。对 TD 无效
安全性	口干（可能严重)、皮疹、激越、瞌睡、便秘、视物模糊、排尿困难。老年患者特别敏感，可能导致意识不清、定向错误或精神病，也可能暴露出早期阿尔茨海默病
用法	基于 EPS 的严重程度而采用个体化剂量，年轻患者较老年患者需要且能耐受更高的剂量。餐时服用可↓胃肠道反应，或餐前服用可↓口干

缩略语见附录二“词汇表”

（一）有效性

抗胆碱能药物可减少某些帕金森样症状（如震颤、流涎、僵硬、静坐不能）的严重程度。抗胆碱能治疗对 TD（见附录二“词汇表”）无效。一旦 EPS 控制，可中断治疗且不引起 EPS 复发，[291]但如果需继续使用抗精神病药物，则一般不停用。

（二）药物间相互作用

涉及用于治疗 EPS 的抗胆碱能药物的药物相互作用见表 89。

（三）安全性

常见的抗胆碱能（阿托品样）副作用包括口干、GI 反应、皮疹、CNS 意识障碍、定向错误和激越（谵妄)、嗜睡、低血压、轻度心动过缓、便秘、视物模糊、肌无力、排尿困难、少汗及勃起障碍。这类药物为妊娠C类药物（见附录二“词汇表”及“妊娠及哺乳期的药物使用”，第122页）；关于这类药物对哺乳期妇女使用的安全性还未证实，但可能抑制乳汁分泌。

表89 治疗EPS抗胆碱能药物常见的药物间相互作用

相互作用的药物	相互作用的结果
酒精、CNS抑制剂	↑CNS抗胆碱能作用；慎用
金刚烷胺	↑抗胆碱能副作用
地高辛	↑地高辛水平
左旋多巴	不明；↓抗胆碱能药物所致的GI运动增强；可能↑左旋多巴在胃的灭活：↓左旋多巴疗效
TCAs	↑抗胆碱能副作用

缩略语见附录二“词汇表”

表内信息摘自 *Physicians' Desk Reference*、*Facts and Comparisons* 或 *AHFS Drug Information*。请参阅上述资源以获得现有的和补充的处方信息

（四）警告及预防

抗胆碱能药物禁用于闭角型青光眼、肠梗阻、先天性巨结肠症、肌无力、BPH或缩窄性消化性溃疡。老年患者对抗胆碱能副作用特别敏感，并可出现精神错乱、定向错误、幻觉或精神病样症状。心血管疾病患者应慎用（如心动过速、心律不齐、高血压或低血压）。在炎热天气里，老年患者、酗酒者、患有CNS疾病或在高温环境工作的患者可能对抗胆碱能作用更敏感；可发生严重无汗症和致死性高热。可能发生因严重口干而停药的情况。高达1/3使用抗胆碱能药物的患者可能出现抑郁、意识模糊、幻觉或妄想。这些症状通常与剂量相关。

（五）用药指南

使用时需要基于EPS的严重程度，采取灵活的、个体化和经验性给药方案。年轻患者较老年患者需要且可耐受更高剂量的药物。餐时服用可减少胃肠道反应，餐前服用可减少口干。

（1）苯海索片：常用起始剂量为1mg/d。若在数小时内无法控制EPS，可增加剂量。常用范围是5～15mg/d，QD或BID分次服用。若EPS控制数天后，无症状反弹则可考虑减量或停药。[291]初始治疗时勿用缓释制剂。

（2）苯甲托品：常用起始剂量为1～4mg QD或BID；根据患者情况需要个体化剂量。高剂量时（15～30mg/d），苯甲托品可能导致虚弱和特定肌群活动不能。

（3）丙环定：常用起始剂量为2.5mg TID；增加2.5mg/d直到EPS减轻。常用剂量范围是10～20mg/d QD、BID或TID。

（4）比哌立登：常用剂量为2mg QD到TID。

二、抗组胺药物

由中枢抗胆碱能作用的抗组胺药［如苯海拉明（Benadryl），表 90］治疗所致的 EPS 有效，但是无镇静作用且不能进入中枢神经系统的抗组胺药无效（如阿司咪唑，非索非那定）。

表 90　苯海拉明治疗药物所致 EPS 概述

特性	评述
机制	结构上与抗胆碱能药物相似，可竞争性阻断组胺受体，具有实质的中枢性抗胆碱能作用（阿托品样）
药代动力学	口服吸收良好，达峰时间为 2～4 小时，蛋白结合率为 85%；$t_{1/2}$ 为 3～9 小时。体内分布广泛（包括 CNS），几乎完全经肝脏代谢
疗效	↓僵硬和不自主运动方面较抗胆碱能药物疗效差，但耐受性较好，特别是老年患者
安全性	镇静（轻到深度睡眠；患者可能耐受），口干、尿潴留、眩晕、视力模糊和失眠
用法	25～50mg TID 或 QID，餐时服用可减少胃肠道反应。对急性肌张力反应可深部肌注 10～50mg

缩略语见附录二“词汇表”

（一）疗效

尽管抗组胺药物缓解药物所致 EPS 的僵硬和不自主运动的疗效不及抗胆碱能药物，但苯海拉明可能较易被耐受，尤其对老年患者。

（二）药物间相互作用

苯海拉明药物间相互作用见表 91。

表 91　苯海拉明常见的药物间相互作用

相互作用的药物	相互作用的结果
酒精、CNS 抑制剂	↑镇静作用；慎用
MAOIs	可能延长和↑抗组胺药物的抗胆碱能作用

缩略语见附录二“词汇表”

表内信息摘自 *Physicians' Desk Reference*、*Facts and Comparisons* 或 *AHFS Drug Information*。请参阅上述资源以获得现有的和补充的处方信息

（三）安全性

最常见的药物副作用是镇静，它可导致轻度或深度睡眠。有些患者数天后即可耐受。苯海拉明的镇静作用较抗胆碱能药物更强，这可能有利于治疗持久性静坐不能，也可能引发抗胆碱能的副作用，例如口干、尿潴留、眩晕、视力时模糊和失眠。恶心、食欲下降、腹泻或便秘也可能发生。常用治疗剂量时心脏副作用不常见。尚未确定妊娠期妇女的药物使用安全性；苯海拉明可通过胎盘并进入乳汁，故哺乳期妇女禁用（见“妊娠及哺乳期的药物使用”，第122页）。

（四）警告及预防

由于苯海拉明具有明显的抗胆碱能作用，闭角型青光眼、前列腺良性增生或胃肠道梗阻患者应慎用（见“抗胆碱能药物”的“警告及预防”，第110页）。大脑皮层局灶性损害的患者也应慎用，因为其可能诱发癫痫发作。

（五）用药指南

常用剂量为25～50mg TID到QID，餐时服用可减少胃肠道反应。对急性肌张力反应可深部肌注10～50mg。

三、多巴胺能药物

目前应用的多巴胺能药物中，只有抗病毒药物金刚烷胺（Symmetrel®）对药物所致EPS有效（见表92）。

表92　金刚烷胺治疗EPS概述

特性	评述
机制	药物所致EPS机制未知；可能↑DA和其他儿茶酚胺释放。未发现有抗胆碱能作用
药代动力学	缓慢但完全口服吸收。达峰时间为2.5～4小时，$t_{1/2}$为14～16小时，蛋白结合率为67%。大多数以原型从肾脏排除。有效血药浓度0.12～1.12μg/mL
疗效	有效，治疗效果并不优于抗胆碱能药物
安全性	恶心、眩晕、失眠、CNS刺激。便秘、口干和嗜睡比抗胆碱能药物少见。若血药浓度>1.5μg/mL，副作用↑（如老年患者、伴有肾功能损害的患者）
用法	初始剂量为100mg BID。48小时内可见明显疗效，2周内增至最大量，4周后可减量。如果反应不佳，可↑至300mg/d（分次口服）。对伴有肾功能损害和65岁以上的老年患者应↓剂量（见表93）

缩略语见附录二“词汇表”

表 93　肾功能损害者的金刚烷胺使用程序表

CrCl（mL/min）	金刚烷胺剂量
30～50	第1天200mg，然后100mg QD
15～29	第1天200mg，然后100mg QOD
<15－血液肾透析	200mg 每周1次

缩略语见附录二“词汇表”

表内信息摘自 *Physicians' Desk Reference*、*Facts and Comparisons* 或 *AHFS Drug Information*。请参阅上述资源以获得现有的和补充的处方信息

（一）疗效

金刚烷胺可有效治疗药物所致 EPS，但疗效并不优于抗胆碱能药物。最佳效果通常见于用药2周内；4周后疗效下降。[290] 未见有关长期疗效的数据报道。

（二）药物间相互作用

金刚烷胺药物间相互作用较少。当合用抗胆碱能药物时，可减轻抗胆碱能副作用（见表89）。有报道一名老年男性患者同时服用利尿剂（氨苯蝶啶、氢氯噻嗪）可增加金刚烷胺血药浓度。

（三）安全性

常见的药物副作用包括恶心、眩晕和失眠。较少见的副作用与 CNS 刺激相关（如易激惹、震颤、共济失调、激越、注意力降低）。也有报道金刚烷胺的抗胆碱能样副作用（如便秘、口干和嗜睡），但较抗胆碱能药物少见。血药浓度高于 1.5μg/mL 时，其副作用可能更常见，在老年患者或伴有肾功能损害的患者中更易发生。金刚烷胺为妊娠 C 类药物（见附录二“词汇表”及“妊娠及哺乳期的药物使用”，第122页）；可随乳汁分泌。

（四）警告及预防

过量服用金刚烷胺可能因心律失常、心动过速或高血压而导致死亡。可诱发自杀或自杀企图，但机制未明。金刚烷胺可能加重有精神障碍病史患者的精神病性症状，也可能增加抽搐发作。由于金刚烷胺可诱导儿茶酚胺释放，故 CHF 患者应慎用。

（五）用药指南

常用剂量为 100mg BID。48小时内可见明显疗效，2周内达到最佳疗效。若疗效不佳，可增加至 300mg/d（分次口服）。肾功能损害者应减量（见表93）。

四、β－受体阻滞剂

虽然普萘洛尔可能对家族性震颤有效，但并不建议使用β－受体阻滞剂治疗药物所致的EPS。但高度脂溶性药物（如普萘洛尔、吲哚洛尔、倍他索洛尔）可通过血脑屏障来改善某些患者的EPS；这类药物可能对EPS的静坐不能最有效。[292]其中，对普萘洛尔的研究最多；该药低剂量（30mg/d）时耐受性良好。TCAs、抗精神病药和SSRIs可能减少β－受体阻滞剂的肝脏代谢并提高其血药浓度。

（沐楠译　宁玉萍审定）

第八节　促认知药

一、甲磺酰双氢麦角碱

甲磺酰双氢麦角碱（如海特琴、喜得镇、双氢麦角胺、脱氢麦角生物碱）可用于减轻与年龄相关的智能下降（>60岁），如AD患者的智能减退（见表94）。

表94　甲磺酰双氢麦角碱治疗概述

特性	评述
机制	确切机制未知；可能增加中枢脑血流量。不同于自然的麦角碱，不具有血管收缩的特性
药代动力学	口服吸收迅速，大部分经肝脏代谢，暂无药物间相互作用的报道
有效性	充其量轻微改善认知
安全性	短暂的恶心等胃肠道反应
剂量	1mg TID；可加量至12mg/d（分次口服）；通常在剂量≥6mg/d且服用6个月以上才见效

（一）疗效

一项使用“Sandoz临床评估老年量表”的12周研究报道：患者在精神警觉性、意识模糊、定向力、情感稳定性、近记忆、自我照料、抑郁、焦虑、合作性、社会性、食欲、眩晕、虚弱和总体临床状况方面临床改善轻微，但有统计学意义的显著改善。

（二）安全性

甲磺酰双氢麦角碱通常耐受性良好，但可能导致短暂的恶心或其他胃肠道副作用。

（三）警告及预防

使用甲磺酰双氢麦角碱治疗前，需排除痴呆的可逆性及潜在的可治疗因素。定期评估患者的疗效。

（四）用药指南

常用起始剂量为1mg TID，可加量至12mg/d（分次口服）；3～4周内可能无明显疗效，通常在剂量≥6mg/d且至少服用6个月后才见效。目前市面上的剂型包括片剂、液体和胶囊。

二、胆碱酯酶抑制剂

因为大量研究表明AD患者CNS胆碱能神经元退行性变是记忆功能减退的重要原因，所以药物研发集中于能直接（如胆碱受体激动剂）或间接（如胆碱酯酶抑制剂）恢复该神经递质水平的制剂。两种胆碱酯酶抑制剂——他克林［Cognex®；四氢氨基吖啶（THA）］（见表95）和多奈哌齐（Aricept®；见表98）已被批准用于治疗轻到中度认知损害的AD患者。多奈哌齐为第二代制剂，对大脑乙酰胆碱酯酶具有高度的特异性，而他克林则为非特异性抑制剂，即同时抑制周围丁酰胆碱酯酶。多奈哌齐的特异性使其在安全性和疗效上具有优势。[194]

（一）他克林

表95　他克林治疗概述

特性	评述
机制	中枢活性、可逆性、非特异性胆碱酯酶抑制剂，通过延缓胆碱能神经元分泌的ACH的降解↑ACH水平
药代动力学	口服吸收迅速，主要经肝脏CYP450（主要是CYP1A2）代谢（见表96）；肝病可能↓其清除率。女性血药浓度↑50%，吸烟者则↓33%
有效性	ADAS cog和临床总体印象量表评分有轻微且有统计学意义的改善。由于其副作用，脱落率高
安全性	GI不适、肌痛、运动失调、厌食（与剂量相关）。LFTs↑则需延长和密切监测
剂量	10mg QID（空腹，两餐间服用）至少6周；若LFTs正常，耐受性良好可加量至20mg QID。若6个月后仍无效则停用

缩略语见附录二“词汇表”

1. 疗效

他克林不能改变AD自然的、进行性病程，对仅有少量胆碱能神经元存活的进展期AD无效。两项长达30周与安慰剂的对照研究表明，依据阿尔茨海默病评估量表认知分量表及“临床总体印象量表”，大多数可能罹患轻到中度AD的患者服用他克林（20~160mg/d）后较治疗前有轻微且有统计学意义的改善。当然，该研究对“有效”定义的范围较大，有不少患者因不能耐受该药而退出研究。重要的是，即使那些最初治疗有效的患者，其疗效也随着时间推移而减少。

表96 他克林与常见药物和食物的相互作用

相互作用的物质	相互作用的结果
抗胆碱能药物	他克林可能阻扰胆碱能药物的活性
胆碱能激动剂（氨基甲酰甲基胆碱），胆碱酯酶抑制剂（毒扁豆碱），琥珀胆碱	他克林可能有协同作用
茶碱	↓茶碱的清除和↑浓度。监测茶碱浓度；根据情况↓剂量
西咪替丁	西咪替丁可↓他克林代谢：↑浓度
食物	食物可↓他克林1/3的血药浓度；如可能，应在两餐间服用
NSAIDs	可能↑胃酸分泌和↑胃肠道出血风险

缩略语见附录二“词汇表”

表内信息摘自 *Physicians' Desk Reference*、*Facts and Comparisons* 或 *AHFS Drug Information*。请参阅上述资源以获得现有的和补充的处方信息

2. 安全性

常见的药物副反应有恶心、呕吐、腹泻、消化不良和其他胃肠道症状、LFTs↑（见“警告及预防”）、肌痛、厌食及运动失调。除LFT异常和肌痛之外，其他副作用与剂量相关。妊娠或哺乳期妇女禁用他克林（妊娠C类药物；见附录二“词汇表”及“妊娠及哺乳期的药物使用”，第122页）。

3. 警告及预防

对于目前或既往有肝功能异常（如LFTs↑）的患者慎用他克林。对既往没有肝病的患者，他克林常常↑LFTs并导致具有明显临床意义的后果（如黄疸）。若迅速停用他克林，则很少引起肝损害，LFTs在4~6周内亦逐渐恢复正常。若发展为临床黄疸（总胆红素>3mg/dL）或具有高度敏感性临床症状的患者，应永久停用他克林治疗（见“剂量指南”及“LFT监测建议信息”）。由于他克林能刺激胆碱能活性，某些患者应慎用（见表97）。

表 97 和他克林、多奈哌齐胆碱能活性相关的警告

他克林可能导致	使用警告
心动过缓	“病窦综合征”、传导障碍、心律过缓
↑胃酸分泌	溃疡患者存在风险（如有溃疡病史，目前 NSAID 使用者），监测活动性或隐秘性胃肠道出血
膀胱排泄梗阻	膀胱功能障碍
抽搐	潜在性不大；抽搐可能源于 AD 本身
哮喘	哮喘病史

缩略语见附录二“词汇表”

表内信息摘自 *Physicians' Desk Reference*、*Facts and Comparisons* 或 *AHFS Drug Information*。请参阅上述资源以获得现有的和补充的处方信息

4. 用药指南

只有在患者有照料者监督其依从性并保证按医嘱给药的情况下，才可使用他克林。常用起始剂量为 10mg QID；至少 6 周内不要增加剂量以观察可能延迟出现的 LFT 增高。若 LFTs 正常且患者耐受性好，则可增量至 20mg QID。若无副作用出现，间隔 6 周后可逐渐给予较高的剂量（如 30 ~ 40mg QID）。可能需 6 个月后才能观察到疗效，如果在该时间段内完全无效，可停药。

至少在最初 16 周内，需每周检测 1 次 LFTs，之后 2 个月内每月检测 1 次，随后每 3 个月检测 1 次。如果 LFTs 值在正常上限的 3 ~ 5 倍间，可减少剂量 40mg/d。如果 LFTs 高于正常上限的 5 倍以上，则停用他克林。在停药后无论因何再使用，皆需每周进行 1 次 LETs 监测。（译者注：因肝脏毒性，目前他克林已停止临床使用。）

表 98 多奈哌齐治疗概述

特性	评述
机制	通过特异性和可逆性抑制大脑胆碱酯酶，↑ACH 水平
药代动力学	几乎可完全口服吸收，不受食物影响；达峰时间为 4 小时。蛋白结合率为 96%，主要经肝 CYP2D6 和 CYP3A4 代谢；2 个活性代谢物。QD 服用（$t_{1/2}$ 为 70 小时）。肝硬化患者清除率↓20%[297]
疗效	ADAS cog 和临床总体印象量表评分改善程度与剂量相关。停用后临床收益逐渐↓
安全性	耐受性较他克林好，特别是 LFTs。恶心、腹泻、呕吐常见但很少导致治疗中断
用法	5mg HS；4 ~ 6 周后如果需要↑至 10mg HS，但不大可能因加量而导致疗效改善。

缩略语见附录二“词汇表”

（二）多奈哌齐

1. 药物间相互作用

暂未发现该药与茶碱、华法令、地高辛、西咪替丁或速尿间有显著的相互作用（见

表99）。诱导CYP2D6和CYP3A4酶的制剂可能增加多奈哌齐代谢，从而减少其疗效。

表99 多奈哌齐常见的药物相互作用

相互作用的药物	相互作用的结果
抗胆碱能药物	可能干扰抗胆碱能药物的活性
胆碱能激动剂（氨基甲酰甲基胆碱）、胆碱酯酶抑制剂（毒扁豆碱）、琥珀胆碱	与多奈哌齐可能有协同作用
酮康唑，奎尼丁	可能↓多奈哌齐代谢；临床影响未知
NSAIDs	可能↑胃酸分泌；↑胃肠道出血风险

缩略语见附录二“词汇表”

表内信息摘自 *Physicians' Desk Reference*、*Facts and Comparisons* 或 *AHFS Drug Information*。请参阅上述资源以获得现有的和补充的处方信息

2. 疗效

像他克林一样，多奈哌齐对改善痴呆的自然病程无效，随着病情进展和较少胆碱能神经元存活，疗效逐渐降低。长达30周与安慰剂的对照研究表明，根据ADAS cog（见附录二“词汇表”）和临床总体印象量表评分，接受1、3、5或10mg/d多奈哌齐治疗的患者出现显著的剂量依赖性改善。[298]~[300]停用多奈哌齐后，临床效果逐渐减退，表明AD的基础病程并未被改变。

3. 安全性

多奈哌齐较他克林耐受性好，特别是参照LFTs的效应。常见与剂量相关的副作用包括恶心、腹泻和呕吐；在5%~11%的临床试验患者中出现并导致1%~3%的患者中断治疗，也可导致晕厥（2%）。尚缺乏该药对哺乳和妊娠期妇女的安全性数据，不建议这类患者使用多奈哌齐（见附录二“词汇表”及“妊娠及哺乳期的药物使用”，第122页）。

4. 警告及预防

与他克林类似，多奈哌齐可刺激胆碱能活动，因此慎用于某些患者（见表97）。

5. 用药指南

常用起始剂量为5mg HS；4~6周后，对某些患者可增至10mg HS。

译者注：

1. 卡巴拉汀（rivastigmine），商品名为艾斯能

卡巴拉汀是一种氨基甲酸类药物，在脑内选择性抑制乙酰胆碱酯酶。口服后完全迅速吸收，约1小时达到血浆峰浓度。$t_{1/2}$约1小时，与食物同服可使其吸收t_{max}延长90分钟。与血浆蛋白结合力较弱（约40%），但它容易通过血脑屏障。主要通过胆碱酯酶介导的水解作用迅速、广泛代谢。代谢物主要通过肾脏排泄（>90%），仅有<1%的药物经粪便排泄。

对轻中度阿尔茨海默病的治疗有效。常见不良反应包括恶心、呕吐、腹痛、腹泻、食欲减退、体重下降、头痛、疲劳、困倦等。

起始剂量为1.5mg/次，BID。2周后耐受良好，加至3mg/次，BID；继续2周耐受良好后，逐渐加至4.5mg/次，甚至6mg/次，BID。维持剂量为1.5~6mg/次，BID。最高推荐剂量为6mg/次，BID。肾脏或肝功能减退的患者通常不必调整剂量。

2. 石杉碱甲（huperzine-A），商品名双益平、哈伯因

可逆性胆碱酯酶抑制剂，是从中药千层塔（蛇足石杉）中提取的生物碱。主要用于治疗老年良性记忆障碍和阿尔茨海默病。常用剂量为0.1~0.25mg TID。对石杉碱甲过敏、严重心动过缓、低血压及心绞痛、哮喘和肠梗阻患者禁止使用。孕妇慎用。主要不良反应有头晕、耳鸣、恶心、多汗、腹痛和肌束颤动等。

三、胆碱能激动剂

尽管理论上可行，但目前这类药物并未用于AD患者的临床治疗。虽然一些AD患者使用氨基甲酰甲基胆碱后MMSE评分改善，但由于该药不能通过血脑屏障，需经脑脊液给药。而其他口服药物（如毛果芸香碱）已被证明无效或需要频繁静脉给药（如槟榔碱）。现正在研究一些新型的具有活性的口服胆碱受体激动剂。[184]

四、其他

司来吉兰（丙炔苯丙胺®）因具有症状性改善和神经保护作用已用于帕金森病的治疗。该药可有效改善AD患者认知功能和行为紊乱（如焦虑、不合作、激越）（见表100）。[184][301]

表100　司来吉兰治疗概述

特性	评述
机制	低剂量不可逆、选择性抑制MAO-B（≤10mg/d）；高剂量则选择性丧失（如≥20mg/d）。可能通过其他未知机制↑多巴胺活性；可能通过减少神经元氧化应激↓AD进展[184]
药代动力学	口服吸收（餐时服用↑生物利用度），主要经肝脏代谢；仅一个活性代谢物。暂未发现对肝肾功能的损害
疗效	↑认知和行为
安全性	恶心、眩晕、腹痛、意识不清、幻觉、头痛、口干、运动障碍
用法	最大剂量为5mg BID。更高的剂量↑副作用，且不增加疗效

缩略语见附录二“词汇表”

（一）疗效

与一些安慰剂对照的临床随机研究表明，司来吉兰（10mg/d）可改善 AD 患者的认知和行为。[302][303] 较低剂量或许也能起神经保护作用，但仍有待证实。

（二）安全性

目前有关该药的对照临床实验的安全性数据有限，但恶心、眩晕、腹痛、意识模糊、幻觉、口干、噩梦、运动困难和头痛已有报道。司来吉兰为妊娠 C 类药物（见附录二“词汇表”及“妊娠及哺乳期的药物使用”，第 124 页）。

（三）警告、预防及药物间相互作用

司来吉兰剂量勿增加至 10mg/d 以上。已有报道一些同时服用司来吉兰和 TCAs、SSRIs 或哌替啶的患者可出现 CNS 毒性（包括高热、严重激越、幻觉和死亡），同时服用司来吉兰和类交感神经药物麻黄素的患者也可发生高血压危象。

（四）用药指南

常用剂量为 5mg BID（与早餐和午餐同服）。较高剂量并不能增加疗效，反而将导致更多的副作用。在有关 AD 的临床研究中，使用该药数周后可见效。

译者注：

其他促认知药物

种类	药物	用药指南
胆碱酯酶抑制剂	加兰他敏	首剂 4mg BID，可与食物同服，连用 4 周。根据耐受程度，可逐渐加至 12mg BID
抗氧化剂	司来吉兰	5mg 晨服，可增至 10mg/d（早晨一次或分两次服用）
钙通道拮抗剂	尼莫地平	30～60mg TID
脑代谢赋活剂	双氢麦角碱	每次 1～2mg，每天 3～6mg TID（饭前服）
	尼麦角林	每天 20～60mg，分 2～3 次服用
	吡拉西坦	口服：0.8～1.6g TID。肌肉注射：1g BID 或 TID 静脉注射：4g QD 静脉滴注：4～8g QD 老人用量减半
	茴拉西坦	70 岁以下老人 200mg TID，70 岁以上老人 100mg TID
	吡硫醇	100～200mg TID
	维生素 E	10～100mg BID 或 TID
抗缺氧剂	阿米三嗪—萝巴新	1 片 QD－BID
神经肽类药	脑活素	10～30mL/次 QD，根据病情考虑疗程及给药次数
其他	银杏叶提取物	1～2 片 TID

谷氨酸受体阻滞剂

美金刚（memantine），商品名易倍申（Ebixa）。

作用于大脑谷氨酸—谷胺酰胺系统，为具有中等亲和力的非竞争性N－甲基－D－天冬氨酸的拮抗剂。生物利用度为100%，口服达峰时间为2～8小时，$t_{1/2}$为60～100小时。与乙酰胆碱酯酶抑制剂无相互作用。不会损害或诱导CYP450酶系统。

对于中重度阿尔茨海默病的治疗有效。第1周5mg QD，第2周5mg BID，第3周5mg（早）、10mg（晚），第4周10mg BID。肝功能不良、意识障碍患者以及孕妇、哺乳妇女禁用。肾功能不良时减量。常见不良反应包括激越、失眠、幻觉、头痛、眩晕、精神错乱、疲劳。

（沐楠译　宁玉萍审定）

第九节　兴奋剂

精神科使用的兴奋剂包括右旋安非他命（右旋苯丙胺，Dexedrine®）、哌醋甲酯（利他林，Ritalin®）和匹莫林（Cylert®）。这些药物适用于治疗发作性睡病（即每天出现的、不可抗拒的、不自主的睡眠发作）和儿童注意缺陷多动障碍（ADHD）。兴奋剂也被用来减肥，但其作用令人质疑。[304]兴奋剂可用于难治性抑郁症和有躯体疾病的抑郁症患者（如癌症、卒中、艾滋病），后者使用经典的抗抑郁药物可能会引起临床上无法接受的副作用。由于这些问题通常不在基层医疗机构处理，加上严重的药物滥用和依赖问题，有兴趣的读者可参考文献304以获得兴奋剂在精神科使用的更多资料。

（江帆译　宁玉萍审定）

第三章

初级保健机构中的药物治疗概述

第一节　一般原则

精神药物的临床疗效是个体化的，根据精神障碍的严重性和病程、药物的药代动力学特性以及患者的状况等因素（如肝脏代谢能力、肾功能、营养状况、体重、共存的躯体疾病、伴随药物治疗等）而不同。几乎所有精神药物都可在血（血清或血浆）中被检测到，但并非所有药物都需要检测。某些精神药物可设立治疗范围，有助于评估有效性、毒性或不依从性。治疗明显无效可能与多种因素有关，如诊断不正确、剂量不够或疗程不足。

总的来说，本手册包含的信息和指引适用于无其他疾病的成人。某些特殊个体，如老年人、孕妇或哺乳妇女，在精神疾病的治疗选择、开始或监测时需要特别关注。

第二节　妊娠及哺乳期的药物使用

孕妇中精神疾病的高发病率和母乳喂养日益受欢迎，这意味着医生可能将面临如何在孕期、哺乳或计划妊娠的妇女中使用精神药物的问题。所有药物都会通过胎盘，但其可能的致畸作用、新生儿毒性或产后行为问题的资料仍有限（见表 101）。[305]~[308]

没有药物被批准在妊娠或哺乳期使用。FDA 已经制定了一个保守的评级系统（见附录二“词汇表”），尽管并非最后定论，但可能有助于医生选择妊娠期的治疗药物。美国儿科协会（the American Academy of Pediatrics）[311]提供了一个药物评级系统，可考虑在哺乳期妇女中应用。这个小组认为，大多数抗抑郁药、抗精神病药和苯二氮䓬类药物“对哺乳期婴儿的影响尚未知，但需要关注”，锂盐则是禁用的。

妊娠及哺乳期的一般治疗原则：

如果可能的话，妊娠前三个月应避免使用药物，期间可尝试使用非药物治疗方法来控制症状。妊娠期更重要的可能不是治愈疾病，而是单纯控制症状以保持体能。但部分患者还是需要药物治疗，因为在某些情况下（如精神病、自杀），疾病本身或其导致的体能下降（如产妇营养不良）对胎儿的有害影响可能比药物本身更明显。[305]因此，有必要向患者及其家属充分说明治疗和不治疗的利弊（如复发）以及婴儿暴露于药物的可能风险。如果女性抑郁症患者在服用抗抑郁药期间希望怀孕，可首选短效 SSRI（如帕罗西汀、氟伏沙明、舍曲林），因其在确认已怀孕后，容易在胎儿胎盘循环建立之前停药。[305] 如果孕妇需要药物治疗，可使用最低有效剂量治疗最短时间，以将婴儿在宫内和哺乳期的药物暴露风险降至最低。与孕前相比，孕期生理变化（如胃排空和胃肠运动延迟、身体脂肪和总水量增加、蛋白结合减少以及代谢增加）可能导致需要使用较高剂量。表 102 的推荐意见仅供参考；如有需要，应查询更多资料。

表 101　妊娠及哺乳期使用精神药物的相关风险[233][305][306][308]~[310]

药品分类	可能的风险
TCA	与胎儿畸形无明显相关；报道有婴儿戒断综合征、心动过速和胃肠道梗阻（抗胆碱作用）。一般推荐使用仲胺类（见表 41）。多数 TCAs 在母乳中含量很低；哺乳期不推荐用多塞平（乳汁/血浆比值①高）
MAOI	胎儿畸形（反苯环丙胺）。因饮食有限制和副作用，妊娠期几乎不用
SSRI	越来越多的数据显示无明显的胎儿畸形。乳汁/血浆比值①：西酞普兰(3) > 舍曲林（2.3）>氟西汀（0.29 ~ 1.51）>氟伏沙明（0.29）>帕罗西汀（0.09）
母乳中的其他抗抑郁药	资料非常有限（仅有个案报道）。发现有少量安非他酮
抗精神病药	大型数据库（妊娠相关呕吐）。某些先天性畸形、围产期综合征（烦躁、震颤）的风险小但可↑；孕三个月后风险↓；哌嗪或哌嗪制剂②可能较少致畸
治疗 EPS 的药物	先天性唇腭裂，戒断综合征（苯海拉明）；胎儿胃肠运动的不良反应或梗阻（抗胆碱药）；动物致畸（金刚烷胺）
苯二氮䓬类药物	先天性唇腭裂（备受争议），婴儿戒断综合征
锂	先天性心血管畸形（埃布斯坦氏畸形，Ebstein's anomaly），新生儿锂盐中毒[“松软儿”（floppy baby），紫绀]，避免哺乳期使用（↑与婴儿水合作用不良有关的毒性可能）
情绪稳定剂（抗癫痫药）③	脊柱裂、宫内发育迟缓、先天性唇腭裂。与母乳喂养不冲突

缩略语见词汇表

①乳汁/血浆比值（milk/plasma ratio）较低提示婴儿暴露于药物较少

②见表 80

③数据来源于女性癫痫患者的观察；女性双相障碍患者的资料有限

表 102 妊娠期某些精神疾病的治疗推荐[305]

疾病	推荐
精神分裂症	轻度、新发的精神病：抗精神病药 PRN；慢性、经常复发的精神病：维持常规方案
重性抑郁障碍	新发或轻度或中度的症状：前三个月使用非药物治疗；使用 SSRIs 或仲胺类 TCAs（见表 41）。避免使用 MAOIs。症状严重者住院；考虑 ECT
双相障碍	如有可能，孕前缓慢递减锂盐。如果孕期使用，可能需要较高剂量，但在临产前递减 30%，以↓由体液转移引起的母婴毒性。重症者需住院。如果锂盐无效，妊娠前和妊娠前三个月可给予叶酸（4mg QD）合并有抗惊厥作用的情感稳定剂（如德巴金）。产前予维生素 K 以增强凝血能力
PD	如有可能，孕前逐渐减量；采用非药物治疗。绝对必要时可使用 SSRIs、TCAs 和 BZ
OCD	首先用非药物治疗；药物首选 SSRI。氯米帕明可以使用，但↑体位性低血压；分娩期可出现新生儿惊厥
进食障碍	非药物治疗合并 TCAs 或 SSRIs

缩略语见附录二“词汇表”

第三节 老年人用药

初级保健医生的患者群中，通常老年患者（即 >65 岁）占了相当大的比例（可能 40% 或更多），[312] 随着美国社会的老龄化，这种趋势不太可能自行逆转。

精神活性药物在老年患者和年轻患者中的使用有所不同，因为与老化有关的生理变化、共病、多药合用时药物毒性和药物间相互作用的风险更高（见表 103）。

表 103 老年人精神药物使用的影响因素[312][313]

因素	实例和影响
• 年龄相关的生理变化：	
—身体构成（脂肪与肌肉比例改变）	脂溶性药物的分布↑和清除延长，导致疗效和毒性作用↑
—CNS 结构或功能	药物对 CNS 疗效和毒性的敏感性↑
—肝肾功能↓	代谢和消除↓可能会↑血药浓度
• ADRs 易感性↑	直接毒性↑（如抗胆碱作用、镇静、EPS） 间接毒性↑（如跌倒、因镇静作用造成的事故↑）
• 慢性躯体疾病（如营养不良、肝病）	>80% 的美国老年人有 1 种以上的慢性疾病。可能↑某些药物的血药浓度（蛋白结合↓，代谢↓）
• 多药合用	美国老年人的处方占 1/3。药物间相互作用的风险↑
• 功能残疾	如果无法自行服药，或因交通问题不能保证而导致无法定期复诊，则服药依从性↓
• 费用问题	老年人靠固定收入可能无法支付昂贵的处方药物；没有保险来支付药物监测和实验室检查费用

缩略语见附录二“词汇表”

老年人的一般治疗原则：

对疑似的精神疾病开具精神药物处方之前，应排除和治疗与精神症状有关的可能的内科疾病。例如，失眠可能是由于夜间心绞痛、胃食管反流或腿痛引起；易激惹或精神病可能是药物毒性、孤独、沮丧或疼痛所致。只要有可能，应鼓励使用非药物治疗（如失眠患者的睡眠卫生措施）。记住，在任何药物剂量或血药浓度下，老年人对药物的疗效和毒性反应都有可能特别敏感。"来得慢，去得也慢"这句箴言对这一群体特别适用；对很多药物而言，老年人只需一般成人剂量的 1/3 ~ 1/2 即会取得预期疗效。最后，由于老年人对精神药物的副作用更为敏感，基础用药的选择不仅要考虑疗效，还要考虑副作用（见表 104）。

表 104　老年人某些精神疾病药物治疗推荐[312][313]

疾病	通常首选	通常避免
焦虑	BZ、丁螺环酮	抗抑郁药、抗组胺药、巴比妥类药物
抑郁症	SSRIs、仲胺类 TCAs①、曲唑酮、安非他酮	MAOIs（治疗不典型抑郁症除外）
失眠	BZ、唑吡坦	抗抑郁药、抗组胺药（包括非处方药）、巴比妥类、非巴比妥类催眠药
躁狂	锂盐、丙戊酸	—
精神病，激越	抗精神病药②、曲唑酮、抗癫痫药	抗组胺药、巴比妥类、BZ、SSRIs

缩略语见附录二"词汇表"

①见表 41

②见表 82

（江帆译　宁玉萍审定）

附录

附录一 资源

一、一般心理卫生机构

美国精神病学协会（American Psychiatric Association，APA）
1400 K Street, NW
Washington, DC 20005
电话: 202 - 282 - 6000
网址: www. psych. org; 电子邮件: apa@ psych. org

全国医学专家协会（National Medical Specialty Society）出版美国《精神疾病诊断和统计手册》（*The Diagnostic and Statistical Manual of Mental Disorders*, 4th edition, DSM-Ⅳ）初级保健机构版本，名为“让我们对话精神疾病事实”（*Let's Talk Facts About Mental Illness*）的患者信息资料系列手册。

美国国家精神疾病联盟（National Alliance for the Mentally Ⅲ，NAMI）
200 North Glebe Road, Suite 1015
Arlington, VA 22201
电话: 703 - 524 - 7600 或 1 - 800 - 950 - NAMI（1 - 800 - 950 - 6264）
（每周 7 日，24 小时在线提供信息）
网址: www. nami. org; 电子邮件: namioffc@ aol. com

为患严重精神病的顾客、朋友和患者家庭提供非营利性、自助性支持和倡导的组织，提供有关精神病的书面材料。

国立精神卫生研究所（National Institute of Mental Health，NIMH）
Office of Scientific Information
5600 Fishers Lane
Room 7 - 99
Rockville, MD 20892 - 8032

电话：301 - 443 - 4536

网址：www. nimh. nih. gov；电子邮件：nimhinfo@ nih. gov

开展和支持全国的精神疾病和心理健康研究，是卫生和人类服务部门——国立卫生研究院（National Institutes of Health，NIH）的一部分。

全国心理健康协会（National Mental Health Association，NMHA）

1021 Prince Street

Alexandria，VA 22314 - 2971

电话：703 - 684 - 7722 或 1 - 800 - 969 - NMHA（1 - 800 - 969 - 6642）（信息中心）

网址：www. nmha. org；电子邮件：nmhainfo@ aol. com

非营利性心理健康促进会，提供 200 多个心理健康主题的免费小册子及单张，转诊至当地的精神卫生保健机构以及当地精神健康协会网络名录。

二、阿尔茨海默病

网址：www. Alzheimers. com

互联网上医生撰写的有关阿尔茨海默病的信息。

阿尔茨海默病及相关疾病协会（Alzheimer's Disease and Related Disorders Association，ADRDA），也称为老年痴呆症协会（Alzheimer's Association，AA）

919 North Michigan Avenue

Suite 1000

Chicago，IL 60611 - 1676

电话：312 - 335 - 8700 或 1 - 800 - 272 - 3900；（24 小时热线：1 - 800 - 621 - 0379）

网址：www. alz. org；电子邮件：INFO@ alz. org

全国非营利组织，具有面向家庭的广泛信息和通信。地方分会是为社区服务的很好的信息资源（如成人日间照顾和暂时休整服务）。

阿尔茨海默病中心（Alzheimer's Disease Centers，ADC）

提供 AD 诊断和管理的服务（不同费用），关于 AD、本地资源及参与药物实验的机会信息。与 ADEAR（见下）联系找到最近的中心。

阿尔茨海默病教育和推荐计划（Alzheimer's Disease Education and Referral Program，ADEAR）

ADEAR Center

Box 8250

Silver Spring，MD 20907 - 8250

电话：1 - 800 - 438 - 4380 或 301 - 495 - 3311

由国立老化研究所（National Institute on Aging，NIA）主办，这是一个全国 AD 信息交流中心。ADEAR 为临床医生和研究人员提供免费文献检索，还提供诊断、治疗、护理以及长期护理问题的资料和出版物。

美国退休人员协会（American Association of Retired Persons，AARP）

601 E Street，NW

Washington，DC 20049

电话：1－800－424－3410

网址：www. aarp. org；电子邮件：member@ aarp. org

致力于帮助美国老年人实现生命的尊严和意义的非营利、无党派组织，提供有关老年人立法问题的服务和文献。电话簿中列有许多州和地区办事处。

地区老人服务办事处（Area Agency on Aging）

美国卫生和人类服务部分支；协调可为老人提供信息和转诊服务的办事处的网络，可查询最近的地区老人服务办事处清单。

老年保健指南（Eldercare Locator）

927 15th Street，NW

6th Floor

Washington，DC 20005

电话：1－800－677－1116

网址：www. aoa. dhhs. gov/elderpage/locator. html

关于老龄化的政府服务机构，美国卫生和人类服务部分支，由地区老人服务办事处全国协会管理，提供临时护理和社区服务机构转诊的信息。

三、焦虑障碍

美国焦虑障碍协会（Anxiety Disorders Association of America，ADAA）

11900 Parklawn Drive

Suite 100

Rockville，MD 20852－2624

电话：301－231－9350

网址：www. adaa. org

促进预防和治疗焦虑障碍。

强迫症基金会股份有限公司（OCD Foundation，Inc）

PO Box 70

Milford，CT 06460

电话：203－878－5669

四、抑郁症及心境障碍

卫生保健政策与研究机构（Agency for Health Care Policy and Research，AHCPR）

Executive Office Center
2101 East Jefferson Street
Suite 401
Rockville，MD 20852

出版《临床实践指南：初级保健机构中的抑郁症》（*Clinical Practice Guidline：Depression in Primary Care*）。订购请打电话或写信至 AHCPR 出版交流中心，Silver Spring，MD20907，邮政信箱 8547，电话：1－800－358－9295。

美国预防自杀基金会（American Foundation for Suicide Prevention，AFSP）

120 Wall Street
22nd Floor
New York，NY 10005
电话：888－333－AFSP（888－333－2377）或 212－363－3500
网址：www. afsp. org

抑郁症：知晓、识别和处理（Depression/Awareness，Recognition and Treatment，D/ART）

附属于 NIMH；电话：301－443－4536

为患者、顾客、卫生专业人士提供推广计划，重点是提高公众知晓度，鼓励识别和治疗抑郁症。印刷相关材料。

国家精神分裂症和抑郁症研究联盟（National Alliance for Research on Schizophrenia and Depression，NARSAD）

60 Cutter Mill Road
Suite 404
Great Neck，NY 11021
电话：516－829－0091
网址：www. mhsource. com（译者注：新网址为 www. narsad. org）

为精神病研究提供资金的全国性非营利性组织。

全国抑郁和躁狂抑郁症协会（National Depressive and Manic Depressive Association，NDMDA）

730 North Franklin

Suite 501
Chicago, IL 60610
电话：312－642－0049 或 1－800－82－NDMDA（1－800－826－3632）
网址：www. ndmda. org
美国最大的患者促进会，为情感障碍患者、家庭成员、公众和媒体提供双相障碍和抑郁的信息。

全国抑郁症基金会有限责任公司（National Foundation for Depressive Illness, Inc）
PO Box 2257
New York, NY 10116
电话：1－800－248－4344
非营利组织，为在册患者提供有关抑郁症、躁狂抑郁症的热线服务，并印刷书目。

五、精神分裂症

网址：www. schizophrenia. com
关于精神分裂症资源链接的网站。

康复公司（Recovery, Incorporated）
类似戒酒会的自助团体。

六、睡眠障碍

美国睡眠障碍协会（American Sleep Disorders Association, ASDA）
1610 14th Street, NW
Suite 300
Rochester, MN 55901－2200
电话：507－287－6006
网址：www. asda. org；电子邮件：asda@ asda. org
为专业人士和患者提供睡眠医学和睡眠研究的信息。

国家睡眠基金会（National Sleep Foundation, NSF）
729 15th Street, NW
4th Floor
Washington, DC 20005
网址：www. sleepfoundation. org；电子邮件：natsleep@ erols. com
一个非营利性组织，促进公众对睡眠和睡眠障碍的认识。支持睡眠相关的教育、研究和宣传，提高公众健康和安全。

七、物质滥用障碍

国家药物滥用研究所（National Institute on Drug Abuse，NIDA）

网址：www. nida. nih. gov

电子邮件：information@ lists. nida. nih. gov

查询本地电话簿，为酒精、可卡因和麻醉剂滥用提供 24 小时热线服务和援助服务。还列出了国立或州立范围的下列机构的清单：

酒精互诫协会（Alcoholics Anonymous）

网址：www. alcoholics - anonymous. org

可卡因互诫协会（Cocaine Anonymous）

网址：www. ca. org

大麻互诫协会（Marijuana Anonymous）

麻醉剂互诫协会（Narcotics Anonymous）

网址：www. na. org

八、出版物

订购《临床实践指南：初级保健机构中的抑郁症》（*Clinical Practice Guideline*：*Depression in Primary Care*）或《临床实践指南：戒烟》（*Clinical Practice Guideline*：*Smoking Cessation*），请致电或写信至 AHCPR 出版交流中心，Silver Spring，MD20907，邮政信箱 8547，电话：1 - 800 - 358 - 9295。

国家指南交流中心（The National Guideline Clearinghouse）也可在互联网上查阅，网址：www. guideline. gov。本网站包含几百个临床实践指南，可以通过疾病的状况、治疗或干预的提交的组织名称来查询。

（江帆译　宁玉萍审定）

附录二 词汇表

英文缩写	中文名称	备注
ACH	乙酰胆碱	
AD	阿尔茨海默病	
ADAS cog	阿尔茨海默病评估量表认知分量表	阿尔茨海默病评估量表，认知的分量表。该量表评估记忆注意力、推理、语言、运用功能
ADHD	注意缺陷与多动障碍	
ADR	药物副反应	
AHCPR	卫生保健政策与研究机构	
AIDS	获得性免疫缺陷综合征、艾滋病	
AN	神经性厌食症	
BID	一日两次	
BN	神经性贪食症	
BP	血压	
BPH	前列腺良性增生	
BUN	血尿素氮	
CAD	冠状动脉疾病	
CBC	全血细胞计数	
CBT	认知行为治疗	
CCK	胆囊收缩素	
ChAT	胆碱乙酰转移酶	
CHF	充血性心力衰竭	
CNS	中枢神经系统	
Comorbidity	共病	两种以上的精神障碍同时存在，尤其常见的是抑郁症和焦虑障碍
CrCl	肌酐清除率	
CRF	促肾上腺皮质素释放因子	
CSF	脑脊液	
CT	计算机断层扫描	

（续上表）

英文缩写	中文名称	备注
Cytochrome P450 system（CYP450）	细胞色素 P450 酶系统	催化氧化药物代谢的蛋白质，分为许多家族和亚家族，细胞色素酶 1A2、2C、2D6 和 3A4 与许多精神治疗药物和临床重要药物的相互作用有关（见文献 213）
DA	多巴胺	
DEA	药品执行机构	
Delusions	妄想	指对认知或经验的歪曲信念（如被害或被跟踪），怪异妄想是难以置信和不可理解的，也可能与普通的生活经验无关（如某人体内的器官被更换或外星人将想法置入某人头脑的信念）[13]
DSM-Ⅳ	《美国精神障碍诊断与统计手册》（第 4 版）	
DST	地塞米松抑制试验	
ECG	心电图	
ECT	电痉挛治疗	
EEG	脑电图	
EPS	锥体外系副反应	常见于抗精神病药物治疗，原因是多巴胺和胆碱能功能相对失衡。包括急性肌张力障碍（如面部鬼脸、动眼危象）、静坐不能（主观体验想静坐和客观上不停的运动状态），假性帕金森综合征（运动减慢、面具脸、肌肉僵直、静止性震颤）和迟发性运动障碍（不规则面部运动）。药物诱发的 EPS 可通过减少抗精神病药物剂量或给予抗胆碱能、抗组胺药和多巴胺能药物处理
ESR	红细胞沉降率	
FDA	美国食品药品管理局	
FLY-BOCS	佛罗里达 Yale-Brown 强迫量表	
GABA	γ－氨基丁酸	
GAD	广泛性焦虑障碍	
GGT	γ－谷酰转肽酶	
GH	生长激素	
GI	胃肠道	

（续上表）

英文缩写	中文名称	备注
Hallucinations	幻觉	虚幻的知觉（如幻听、幻视、幻嗅、幻触、幻味）。在精神分裂症中，幻听是最常见的
HAM-D	汉密顿抑郁量表	
HIV	艾滋病病毒	
HPA	下丘脑—垂体—肾上腺轴	
HPT	下丘脑—垂体—甲状腺轴	
HS	睡前	
5 - HT	5 - 羟色胺	
IM	肌肉注射	
IV	静脉注射	
LFTs	肝功能试验	如谷丙转氨酶、谷草转氨酶、谷酰转肽酶、胆红素
MADRS	Montgomery-Asberg 抑郁量表	蒙哥马利抑郁量表
MAOI	单胺氧化酶抑制剂	单胺氧化酶负责多巴胺、5 - 羟色胺和去甲肾上腺素的分解。分为单胺氧化酶 - A 和单胺氧化酶 - B 两种
MCV	红细胞平均容量	
MI	心肌梗塞	
MINI	简明国际神经精神障碍访谈表	
MMSE	简易智力状态检查	简短（少于 10 分钟）的结构式（11 个问题）由临床医生执行的心理功能认知方面的检查。[189] 对初始和连续的心理功能的评估有用，可信度持久
MRI	磁共振成像	
NE	去甲肾上腺素	
Neuritic plaques	脑神经原性斑	也叫老年斑。与神经纤维缠结一样，是阿尔茨海默病的标志性神经组织学特征。神经原性斑核心是不溶解的 β - 淀粉样蛋白，周围是肿胀、异常的树突和小轴突
NFT	神经纤维缠结	阿尔茨海默病的神经组织学特征。由细胞体的纤维束、轴突、树突组成，可见于大脑皮质和海马。NFT 的密度与认知损害的程度密切相关

（续上表）

英文缩写	中文名称	备注
NMS	恶性综合征	抗精神病药物治疗的一种少见的特殊并发症，包括锥体外系副反应（主要是肌肉强直）、高热、自主神经功能紊乱（心动过速、高血压、节律障碍）及不同程度的意识障碍。可能发生潜在的呼吸衰竭。治疗包括停用抗精神病药物和积极对症治疗。重新使用抗精神病药物时有可能再次发生
NSAID	非甾体抗炎药	如布洛芬、吲哚美辛、萘普生等
OCD	强迫症	
OCT	非处方药	
PD	惊恐障碍	
PET	正电子发射断层显像	
Pregnancy Categories	（药物）妊娠分类	FDA 将孕期的药物使用类别分为五个等级： A 类：在设有对照组的妊娠妇女研究中，在妊娠前 3 个月及其后的 6 个月中未见到药物对胎儿的危害。 B 类：动物研究中，未见到药物对胎儿的不良影响，但未进行孕妇的对照研究。或在动物研究中发现药物有副作用，但这些副作用并未在妊娠前 3 个月的妇女中得到证实，在其后的 6 个月也未证实。 C 类：动物研究证明药物对胎儿无副作用但没有用于人体的研究。使用时应权衡利弊。或者说，此类药物暂没有动物繁殖研究和恰当的人体研究。 D 类：有证据显示对人类胎儿有危害，宜在患者受益大于可能风险时的严密观察下慎用。 X 类：对动物和人类的研究显示对胎儿有危害，孕妇应用这类药物无益（禁用）
PRN	必要时	
PT	凝血酶原时间	
PTSD	创伤后应激障碍	
QD	每天一次	
QID	每天四次	
QOD	隔天一次	
REM	快速眼动	

（续上表）

英文缩写	中文名称	备注
Serotonin syndrome	5－HT 综合征	类似于恶性综合征的一类综合征，表现为腹痛、多汗、肌张力增高、妄想、血压升高、抽搐、发热、心动过速与可能昏迷
SIADH	抗利尿激素分泌异常综合征	
SPECT	单光子发射计算机化断层显像	
SSRI	选择性血清素再回收抑制剂，选择性 5－羟色胺再摄取抑制剂	抗抑郁药的一个类别，包括氟西汀、帕罗西汀、舍曲林、西酞普兰和氟伏沙明（现不用于抑郁症的治疗）
$t_{1/2}$	半衰期	
Tardive dyskinesia（TD）	迟发性运动障碍	潜在的不可逆、不自主运动障碍的综合征。不可预测但常见于年长女性。发生的风险随着抗精神病药物治疗时间的延长和累计剂量的增加而增加。除停药外无特效的治疗
TCA	三环类抗抑郁药	
TFTs	甲状腺功能实验	
TID	每天三次	
T_{max}	达峰时间	
TOP－8 Scale	PTSD 治疗结果量表	
TRH	促甲状腺素释放激素	
TSH	促甲状腺激素	
WBC	白细胞	

（王玲芝译　马崔审定）

附录三　精神科常用药物表

英文名	通用名
乙酰胆碱酯酶抑制剂	
（痴呆的促认知药）	
donepezil	多奈哌齐
tacrine HCl	盐酸9－氨基四氢吖啶
抗焦虑药	
抗组胺药	
diphenhydramine	苯海拉明
hydroxyzine	盐酸羟嗪片
苯二氮䓬类药物	
alprazolam	阿普唑仑
chlordiazepoxide	氯氮䓬
clonazepam	氯硝西泮
diazepam	地西泮
halazepam	哈拉西泮
lorazepam	劳拉西泮
oxazepam	奥沙西泮
prazepam	普拉西泮
丁螺环酮	
buspirone hydrochloride	盐酸丁螺环酮
抗抑郁剂	
单胺氧化酶抑制剂	
isocarboxazid	异(噁)唑(酰)肼/异卡波肼
phenelzine	苯乙肼
selegiline，L－deprenyl	司来吉兰
tranylcypromine sulfate	反苯环丙胺硫酸盐
三环类及相似化合物	
amitriptyline	阿米替林

附录

amoxapine	阿莫沙平
clomipramine	氯米帕明
desipramine	地昔帕明
doxepin	多塞平
imipramine	丙咪嗪
maprotiline	马普替林
nortriptyline	去甲替林
protriptyline	普罗替林
trimipramine	三甲丙咪嗪

选择性去甲肾上腺素再摄取抑制剂

reboxetine	瑞波西汀

选择性 5 - 羟色胺再摄取抑制剂

citalopram	西酞普兰
fluoxetine	氟西汀
fluvoxamine	氟伏沙明
paroxetine	帕罗西汀
sertraline	舍曲林

5 - HT_2 拮抗剂

nefazodone	奈法唑酮
trazodone	曲唑酮

选择性 5 - 羟色胺与去甲肾
上腺素再摄取抑制剂

venlafaxine	文拉法辛

非典型抗抑郁剂

bupropion	安非他酮
mirtazapine	米氮平

催眠药

非苯二氮䓬类催眠药

chloral hydrate	水合三氯乙醛

diphenhydramine	苯海拉明
ethchlorvynol	乙氯维诺
ethinamate	炔己蚁胺
glutethimide	苯乙哌啶酮
methyprylon	诺卢达
zolpidem	唑吡坦

苯二氮䓬类镇静催眠药

estazolam	艾司唑仑
flurazepam	氟硝西泮
quazepam	夸西泮
temazepam	替马西泮
triazolam	三唑仑

抗躁狂药

锂盐

lithium carbonate	碳酸锂
lithium citrate	柠檬酸锂

抗惊厥药

carbamazepine	卡马西平
gabapentin	加巴喷丁
lamotrigine	拉莫三嗪
valproic acid	丙戊酸

抗精神病药

ziprasidone	齐拉西酮

苯异恶唑类

risperidone	利培酮

丁酰苯类

droperidol	氟哌利多
haloperidol	氟哌啶醇

二苯氧氮平类	
clozapine	氯氮平
loxapine	洛沙平
二苯硫氮杂卓类	
quetiapine	喹硫平
二氢吲哚酮	
molindone	吗茚酮
二苯丁基哌啶	
pimozide	匹莫齐特
吩噻嗪类	
Alphatic	脂肪酸类
chlorpromazine	氯丙嗪
triflupromazine	三氟丙嗪
哌嗪类	
acetophenazine	醋奋乃静
fluphenazine	氟奋乃静
perphenazine	奋乃静
trifluoperazine	三氟拉嗪
哌啶类	
mesoridazine	美索哒嗪
piperacetazine	哌西他嗪
thioridazine	硫利达嗪
硫杂蒽类	
chlorprothixene	氯普噻吨
thiothixene	替沃噻吨
氮杂䓬和氧氮杂䓬类	
olanzapine	奥氮平

（温预关译　马崔审定）

附录四　常用量表

一、Liebowitz 社交焦虑量表*

	恐惧	回避
1. 在公共场合打电话（P）	______	______
2. 参与小团体活动（P）	______	______
3. 在公共场合进食（P）	______	______
4. 在公共场合跟其他人喝东西（P）	______	______
5. 与权威人士交谈（S）	______	______
6. 在观众面前表演或演讲（P）	______	______
7. 参加聚会（S）	______	______
8. 在别人的注意下工作（P）	______	______
9. 在别人的注意下写字（P）	______	______
10. 打电话给不太熟悉的人（S）	______	______
11. 和不太熟悉的人交谈（S）	______	______
12. 和陌生人见面（S）	______	______
13. 在公厕小便（P）	______	______
14. 进入大家已经就座的房间（P）	______	______
15. 作为注意的焦点（S）	______	______
16. 在会议上演讲（P）	______	______
17. 进行测验（P）	______	______
18. 对不太熟悉的人表达反对或不赞同的意见（S）	______	______
19. 凝视不太熟悉的人的眼睛（S）	______	______
20. 向团队汇报（P）	______	______
21. 试搭载某人（P）	______	______
22. 归还物品给商店（S）	______	______
23. 举行晚会（S）	______	______
24. 拒绝高技巧的推销员（S）	______	______
总分	______	______
表现分量表分（P）	______	______
社交分量表分（S）	______	______

*经授权改编自文献 80

恐惧或焦虑：0 = 无，1 = 轻度，2 = 中度，3 = 重度

回避：0 = 从不（0%），1 = 偶尔（1% ~33%），2 = 有时（33% ~67%），3 = 经常（67% ~100%）

P = 表现场所，S = 社交场所

（卢玮聪译　马崔审定）

二、M. I. N. I.

简明国际神经精神障碍访谈表
原英文版 5.0.0
DSM-Ⅳ
原作者：
美国：D. Sheehan，J. Janavs，R. Baker，K. Harnett－Sheehan，E. Knapp，M. Sheehan
University of South Florida-Tampa
法国：Y. Lecrubier，E. Weiller，T. Hergueta，P. Amerim，L. I. Bonora，J. P. Lépine
Hôpital de la Salpétrèire-Pairs

M. I. N. I. 5.0.0（1999 年 7 月 1 日）

M. I. N. I. 诊断记录表

患者姓名： 访谈编号：
出生日期： 访谈开始时间：
访谈者姓名： 访谈结束时间：
访谈日期： 总时间：

	题组	时间范围	符合标准	DSM-Ⅳ	ICD-10
A	抑郁发作	现患（2 周）	□	296. 20-296. 26 单次	F32. x
		既往发作	□	296. 30-296. 36 复发	F33. x
	伴忧郁特征的抑郁发作（备选）	现患（2 周）	□	296. 20-296. 26 单次 296. 30-296. 36 复发	F32. x F33. x
B	恶劣心境	现患（过去 2 年）	□	300. 4	F34. 1
C	自杀	现患（过去 1 个月） 风险：□低 □中 □高	□		
D	躁狂发作	现患	□	296. 00-296. 06	F30. x-F31. 9
		既往发作	□		
	轻躁狂发作	现患	□	296. 80-296. 89	F31. 8- F31. 9/F34. 0
		既往发作	□		
E	惊恐障碍	现患	□	300. 01/300. 21	F41. 01-F41. 0
		终生	□		
F	场所恐惧症	现患（过去 1 个月）	□	300. 22	F40. 00
G	社交恐惧症（社交焦虑障碍）	现患（过去 1 个月）	□	300. 23	F40. 1
H	强迫症	现患（过去 1 个月）	□	300. 3	F42. 8
I	创伤后应激障碍（备选）	现患（过去 1 个月）	□	309. 81	F43. 1
J	酒精依赖	过去 12 个月	□	303. 9	F10. 2x
	酒精滥用	过去 12 个月	□	305. 00	F10. 1
K	药物依赖（非酒精）	过去 12 个月	□	304. 00-90/305. 20-. 90	F11. 1-F19. 1
	药物滥用（非酒精）	过去 12 个月	□	304. 00-. 90/ 305. 20-. 90	F11. 1-F19. 1

（续上表）

	题组	时间范围	符合标准	DSM-Ⅳ	ICD-10
L	精神病性障碍	终生 现患	□ □	295. 10 – 295. 90/ 297. 1/297. 3/293. 81/ 293. 82/293. 89/ 298. 8/298. 9	F20. xx – F29
	有精神病性症状的情感障碍	现患	□	264. 24	F32. 3/F33. 3
M	神经性厌食症	现患（过去 3 个月）	□	307. 1	F50. 0
N	神经性贪食症	现患（过去 3 个月）	□	307. 51	F50. 2
	神经性厌食症的暴食/清除型	现患	□	307. 1	F50. 0
O	广泛性焦虑障碍	现患（过去 6 个月）	□	300. 02	F41. 1
P	反社会型人格障碍（备选）	终生	□	301. 7	F60. 2

指导语

简明国际神经精神障碍访谈表（M. I. N. I. ）是一个符合 DSM-Ⅳ及 ICD-10 中主要Ⅰ轴疾病诊断标准的简易定式访谈量表。以 M. I. N. I. 和 SCID-P 及 CIDI 间的信度效度研究已完成。结果表明，MINI 具有良好的信度和效度，且和后两者相比，可以在较短时间内（平均 18. 7 ±11. 6 分钟，中位数为 15 分钟）完成。临床医生经过简单的培训就可以使用它。如果非专业人员使用，则需要更深入的培训。

访谈：

为了使访谈尽可能简短，可以向患者介绍说，我们将要进行一次比平常更全面的临床访谈，他只需要对一系列关于心理问题的具体问题回答“是”或“不是”就可以了。

常规形式：

M. I. N. I. 按字母分为不同题组，每个题组与一个疾病诊断类别相对应。

在每个题组（不包括精神病性障碍题组）的开始部分，灰色表格内有几个符合诊断标准的核心症状筛查问题。

在每个题组的结尾，临床医生可以根据诊断标准在诊断框里填写是否符合。

规定：

宋体的句子：需按原文准确读出，以便使评价诊断过程标准化。

楷体的句子：不需要读出，该内容是访谈者在诊断评分时的辅助信息。

黑体的句子：是提示调查时限的。访谈者需尽量经常把它们读出，只有当症状出现在调查内时限才能评分。

当有箭头“➡”在答案上方时，表示不符合其中之一条必需的诊断标准之一。在这种情况下，访谈者需在该题组结尾的诊断框内圈上“否”，然后进入下一题组。

当两个词之间有斜杠“/”分开时，访谈者只需读出患者目前存在的具体症状。

括号“（　）”中的词组是症状的临床例子，当需要向患者澄清时可以读出。

评定指引：

所有读出的问题都需要评定。在每个问题的右侧圈上“是”或“否”进行评定。

临床医生必须确保患者对每个问题的各维度都考虑在内（如发病时限、频率、严重程度和/或其他选择）。

在 M. I. N. I. 中，如果症状更有可能是由于器质性原因或使用酒精或药物所引起的可能性大，则不能编码为阳性。M. I. N. I. 附加部分对此有所评定。

如有任何问题、建议或需要进行培训和更新 M. I. N. I. 的资料，可以联系我们：

David V Sheehan, M. D. , M. B. A.
University of South Florida
Institute for Research in Psychiatry
3515 East Fletcher Avenue
Tampa, FL USA 33613 - 4788
Tel: +1813 974 4544
fax: +18139744575
e-mail: dsheehan@ com1. med. usf. edu

Yves Lecrubier, M. D. /Thierry Hergueta, M. S.
INSERM U302
Hôpital de la Salpétrèire
47, boulevard de l' Hôpital
F. 75651 PARIS, FRANCE
tel: +33 (0) 142161659
fax:33 (0) 145852800
e-mail: hergueta@ ext. jussieu. fr

M. I. N. I. 5. 0. 0（1999 年 7 月 1 日）

A. 抑郁发作（Major Depressive Episode）

（➡表示进入诊断框，在整个诊断框圈上“否”，并进入下一题组）

A1		在最近 2 周内，您是否几乎每天大部分时间都一直感到心情压抑或情绪低落？	否	是	1
A2		在最近 2 周内，对于平日您所喜欢的事情，是否失去了兴趣或愉快感？	否	是	2
		A1 或 A2 有无编码“是”的？	➡否	是	
A3		**在最近 2 周内，当您感到抑郁或丧失兴趣时：**			
	a	您是否几乎每天都食欲增加或减退？尽管没有刻意节食，您的体重是否仍在减少或增加（如一个 160 磅/70 千克的人，在 1 个月内体重 ±5% 或 ±8 磅，或 ±3.5 千克）？ 只要对任一项回答“是”，则编码“是”。	否	是	3
	b	您几乎每晚都有睡眠问题吗（入睡困难，半夜易醒，清晨早醒，醒来次数过多）？	否	是	5
	c	您是否几乎每天说话或活动都比平时缓慢，或感到烦躁，坐立不安，难以静坐？	否	是	5
	d	您是否几乎每天都感到疲倦或精力不足呢？	否	是	6
	e	您是否几乎每天都感到自己没有价值或内疚呢？	否	是	7
	f	您是否几乎每天都难以集中注意力或犹豫不决，难以做决定？	否	是	8
	g	您是否反复想到要伤害自己，想要自杀或希望自己死去？	否	是	9
		是否有 3 个或以上 A3 答案编码“是”，或者 当 A1 或 A2 编码“否”而 4 个 A3 答案编码“是”？	否	是 **抑郁发作 现患**	

如果患者目前符合抑郁发作标准，继续进行 A4 问题，否则进入下一题组 B：

A4	a	在您有生以来，是否有超过 2 周或以上的时间内，感到情绪低落或对大部分事情失去兴趣，并且还出现了很多上面谈到的大部分问题？	➡否	是	10
	b	在您最后一次抑郁发作和本次抑郁发作之间，是否有超过 2 个月的时间，您并不感到抑郁或丧失兴趣？	否	是 **抑郁发作 复发性**	11

伴忧郁特征的抑郁发作（备选）

（Major Depressive Episode with Melancholic Features）

（➡表示进入诊断框，圈上“否”，并进入下一题组）

如果患者目前为抑郁发作编码阳性（A4＝“是”），则进一步询问以下问题：

A6	a	A2 编码为“是”？	否	是	
	b	在这次抑郁发作最严重的时候，您是否对平日喜欢的事情或让您感到很愉快的事情都没有任何反应？ 如果为“否”：如果一些好事情发生，仍然无法让您感觉好一点吗？哪怕是短暂的高兴？	否	是	12
		A6a 或 A6b 任一编码为“是”？	➡ 否	是	
A7	a	**在最近 2 周内，当您感到抑郁和或丧失兴趣时：** 您这种抑郁的感觉是否跟居丧反应不同？居丧反应是指当亲人去世时出现的那种悲伤感觉。	否	是	13
	b	您是几乎每天都规律地感到早上更严重？	否	是	14
	c	您是否几乎每天都比平时早醒 2 个小时，而且无法再入睡？	否	是	15
	d	A3c 编码为“是”（精神运动性抑制或激越）？	否	是	
	e	A3a 编码为“是”（厌食或体重下降）？	否	是	
	f	您是否感觉有过分的、不切实际的罪恶感？	否	是	16
		有 3 个或以上 A7 答案编码为“是”？	否　是 **抑郁发作 伴忧郁特征 现患**		

B. 心境恶劣（Dysthymia）

（➡表示进入诊断框，在整个诊断框圈上“否”，并进入下一题组）

如果患者的症状符合目前为抑郁发作诊断标准的话，就无须进行该题组的检查。

B1		在最近2年的大部分时间内，您是否一直都感到悲伤、情绪低落或心情压抑？	➡否	是	17
B2		在您感到悲伤的这段时间内，是否曾出现过持续2个月或更长时间，您感到心情不错？	否	➡是	18
B3		**在您感到悲伤的这段时间内，是否在大部分时间内：**			
	a	您的食欲有明显改变吗？	否	是	19
	b	您有入睡困难或睡眠过多吗？	否	是	20
	c	您是否感到疲倦或精力不足呢？	否	是	21
	d	您是否失去了自信心呢？	否	是	22
	e	您是否难以集中注意力或犹豫不决，难以做决定呢？	否	是	23
	f	您是否感到人生没有希望呢？	否	是	24
		有2个或以上B3答案编码为“是”？	➡否	是	
B4		这些抑郁症状是否让您感到非常苦恼或妨害了您的工作、社交或其他重要的功能？	➡否	是	25
		B4答案编码为“是”？	否	是 **心境恶劣现患**	

C. 自杀（Suicidality）

	在最近1个月内，您是否有以下问题：			分数
C1	您是否觉得死了会更好或希望自己已经死了？	否	是	1
C2	您是否想过要伤害自己？	否	是	2
C3	您是否想到自杀？	否	是	6
C4	您是否有自杀计划？	否	是	10
C5	您是否有过自杀未遂的情况？	否	是	10
C6	在您一生当中： 您是否有过自杀未遂的情况？	否	是	4

至少有1个以上的答案编码为“是”？

如果答案编码为“是”，则计算问题C1～C6的总分，总编码为“是”，并在下面的选项中填上自杀危险度评估：

否	是
自杀风险现患	
1~5分	低 □
6~8分	中 □
≥10分	高 □

D.（轻）躁狂发作［（Hypo）Manic Episode］

（➡表示进入诊断框，在所有诊断框中都圈上“否”，并进入下一题组）

D1	a	请问您是否曾经有过一段时间，感到情绪高涨或兴奋，而且精力充沛，或者遇到麻烦时仍充满自信，或者其他人认为你和平时不一样？（请不要考虑你在酒后或药物中毒期间的表现） 如果患者感到困惑或不理解“情绪高涨”或“兴奋”，则按以下的说法澄清：我所说的“情绪高涨”或“兴奋”是指明显的兴高采烈、精力充沛、睡眠需求减少、思维活跃、有很多主意、做事效率高、动力十足、创意丰富，或有冲动行为。 如果“否”，在D1b圈“否”；如果“是”进入D1b的问题：	否	是	1
	b	您现在感到“情绪高涨”、精力充沛吗？	否	是	2
D2	a	请问您是否曾经有持续几天的激动，以至于您跟不是家里的人吵架、对他们进行言语或动作的挑衅或叫喊？您或其他人是否感到，比对起一般人，您当时的反应很激动或比较过分，即您认为自己是对的？ 如果“否”，在D2b圈“否”：如果“是”，进入D2b的问题：	否	是	3
	b	您现在仍然感到容易激动或发脾气吗？	否	是	4
		D1a或D2a编码为“是”？	➡ 否	是	
D3		如D1b或D2b为“是”：只检查现患情况； 如D1b及D2b均为“否”：检查过去症状最明显的发作情况 **在您感到最兴奋、精力充沛或容易激惹时，您是否存在以下问题：**			
	a	您是否感觉您可以做其他人做不了的事，或认为自己是一个特别重要的人？	否	是	5
	b	您是否只需要很少的睡眠（如睡了几个小时就觉得已经休息够了）？	否	是	6
	c	您是否非常健谈、难以打断，或说话语速太快以至于别人难以理解？	否	是	7
	d	您是否感到思考问题的速度很快？	否	是	8
	e	您是否觉得注意力很容易分散，任何一点很小的刺激都能分散您的注意力？	否	是	9
	f	您是否变得很活跃或者无法安静，经常让人为您担心？	否	是	10

（续上表）

g	您是否热衷于参加使您感到快活的活动，甚至不考虑风险或后果（如花很多时间狂欢、莽撞驾驶或有鲁莽的性行为）？	否	是	11
	是否有3个或以上D3答案编码为“是”？ 如果D1a编码为“否”（既往发作）或D1b（现患）编码为“否”，则D3需要4个问题编码为“是”。	➡ 否	是	
D4	请问您的这些症状是否持续了至少1周，并且给您的家庭生活、社会功能或学习带来明显的问题，或因为这些症状而必须住院治疗？	否 ↓	是 ↓	12
	该时期的发作诊断为：	□ 轻躁狂	□ 躁狂	
	D4是否编码为“否”？ 请注明这是现患或既往发作。	否 是 （轻）躁狂发作 现 患 □ 既往发作 □		
	D4是否编码为“是”？ 请注明这是现患或既往发作。	否 是 躁狂发作 现 患 □ 既往发作 □		

E. 惊恐障碍（Panic Disorder）

（➡表示：在 E5 圈上“否”则跳到 F1）

E1	a	您是否曾在不同的处境或场合中，突然感到焦虑、恐惧、不适或紧张不安的发作，而当时处境中大多数人都没有这些感觉？	➡否	是	1
	b	这些感觉在 10 分钟内达到最严重的程度吗？	➡否	是	2
E2		是否以前这些发作都在您意料之外或自发地出现，或者这些发作不可预料、没有诱因？	➡否	是	3
E3		以前在这种发作后，是否在超过 1 个月或更长的时间内，您始终担心再次发作，或者担心发作造成的后果？	否	是	4
E4		**在您记忆中最严重的一次发作时，是否有下列情形：**			
	a	您是否心脏漏跳、心跳加快或心悸？	否	是	5
	b	您是否出汗或手心湿冷？	否	是	6
	c	您是否发抖或震颤？	否	是	7
	d	您是否喘不过气或呼吸困难？	否	是	8
	e	您是否有梗塞感或咽部异物感？	否	是	9
	f	您是否胸痛、胸部压迫感或不适？	否	是	10
	g	您是否恶心、胃部不适或突然腹泻？	否	是	11
	h	您是否感到眩晕、站立不稳、头重较轻或晕厥？	否	是	12
	i	您是否感到周围的事物变得奇怪、不真实、遥远或陌生，或觉得自己与身体的部分或全部分离、或完全脱离？	否	是	13
	j	您是否害怕自己会失去控制或发疯？	否	是	14
	k	您是否害怕自己会死？	否	是	15
	l	您是否感到身体某个部位有刺痛感或麻木感？	否	是	16
	m	您是否感到潮热或寒战？	否	是	17
E5		是否 E3 及 4 个或以上 E4 编码为“是”？	否	是 惊恐障碍终生	
E6		是否如 E5 编码为“否”，E4a－m 中 1、2 或 3 个症状编码为“是”。 如 E6 编码为“是”，跳入 F1。	否	是 部分发作现患	
E7		在过去 1 个月内，您是否反复（两三次）出现这种发作，而后始终害怕再次发作？	否	是 惊恐障碍现患	18

F. 场所恐惧症（Agoraphobia）

F1	您是否在某些场所或某些处境中感到紧张或焦虑不安，如逃生比较困难或者惊恐发作于可能得不到帮助的场所，如在人群中，排在队伍中，独自离家或独自待在家，过桥，乘坐公共汽车、火车或小汽车？	否　　是	19
F2	如 F1 编码为“否”，在 F2 圈“否” 您是否非常害怕这些处境，因而回避这些处境，或者在这些处境中需要承受很大痛苦，或者需要他人陪伴才可以面对？	否　　是 场所恐惧症 现患	20
	是否 F2（场所恐惧症，现患）编码为“否”并且 E7（惊恐障碍，现患）编码为“是”？	否　是 惊恐障碍 不伴场所恐惧症 现　患	
	是否 F2（场所恐惧症，现患）编码为“是”并且 E7（惊恐障碍，现患）编码为“是”？	否　是 场所恐惧症 伴场所恐惧症 现　患	
	F2（场所恐惧症，现患）编码为“是”并且 E5（惊恐障碍，终生）编码为“否”？	否　是 场所恐惧症，现患 不伴惊障碍史	

G. 社交恐惧症（社交焦虑障碍）[Social Phobia（Social Anxiety Disorder）]

（➡表示进入诊断框，在相应诊断框中都圈上“否”，并进入下一题组）

G1	在过去的1个月内，当您被别人注视，或成为别人注意的焦点时，是否感到害怕、不安或者害怕自己被嘲笑？这些情况包括当众说话、当众进食或与其他人在一起进食、在他人注视下写字或参与社交活动。	➡ 否	是	1
G2	这种恐惧感是否过分强烈或不合理？	➡ 否	是	2
G3	您是否对这些处境感到非常害怕并且回避它们？或者在这些处境中感到痛苦？	➡ 否	是	3
G4	这种恐惧感是否破坏了你的正常工作或者社会功能？或者给你造成明显的痛苦？	否	是 社交恐惧症 （社交焦虑障碍） 现　患	4

H. 强迫障碍（Obsessive-Compulsive Disorder）

（➡表示进入诊断框，在相应诊断框中都圈上“否”，并进入下一题组）

H1	在过去的 1 个月内，您是否被一些反复出现的想法、冲动或影像所困扰，并且这些不是您想要的、令人不快的、不适当的、突然冒出来或者令人痛苦的？（如认为自己肮脏、受到污染或有细菌或害怕传染他人，或虽然自己不想但却害怕伤害他人，或害怕自己会做出鲁莽的事，害怕或深信自己要对某些错误承担责任，或有关性方面的想法、情景或冲动不断出现，或有储藏、收集、宗教方面的固执想法。） （不包括单纯对现实生活问题的过分担忧。不包括由进食障碍、性偏好、病理赌博或药酒滥用直接相关的强迫观念，因为患者可以从这些活动中获得快感，想克服它只是因为它会带来负面结果。）	否 ➡H4	是	1
H2	甚至当您试图忽略或摆脱它们时，这些想法或冲动仍持续不断地出现在脑海中？	否 ➡H4	是	2
H3	您是否认为这些强迫观念是您自己的想法的一部分，而不是外界强加于您的？	否	是 强迫行为	3
H4	在过去的 1 个月内，您是否无法抗拒地反复做某事，如反复过度洗涤或清洗，没完没了地检查或计数，或重复整理、摆放物品，或进行其他迷信仪式？	否	是 强迫意念	4
	是否 H3 或 H4 编码为“是”？	➡ 否	是	
H5	您是否意识到自己无法克制的这些强迫性思维或强迫行为是过分的或不合理的？	➡ 否	是	5
H6	这些强迫思维或行为是否明显干扰了您的正常生活、工作能力、日常社交或人际关系，或耗费在这方面的时间每天超过 1 小时？	否	是 强迫症 现 患	6

I. 创伤后应激障碍（备选）（Posttraumatic Stress Disorder）

（➡表示进入诊断框，圈上"否"，并进入下一题组）

I1		您是否曾经历、目睹或不得不处理某些非常严重的创伤性事件，如真实的死亡或死亡危险或对自己或其他人造成严重损伤的威胁？ （创伤事件举例：严重的意外事故，被性侵犯或身体遭攻击，恐怖袭击，被当做人质，被绑架、抢劫，身处火灾，发现尸体，您亲近的人意外死亡，战争，自然灾害等。）	➡ 否	是	1
I2		在过去的1个月内，您是否好像又一次痛苦地经历了此事件？（如做噩梦，鲜明强烈回忆，闪回或生理反应）	否	是	2
I3		**在过去的1个月内：**			
	a	您是否曾经避免去想起这些事，或避开那些可提醒该事件的事物？	否	是	3
	b	您是否曾经难以回忆起所发生事情中的一些重要的片段？	否	是	4
	c	您是否对原来的爱好或社会活动的兴趣不如以前了？	否	是	5
	d	您是否觉得自己和别人变得疏远或陌生？	否	是	6
	e	您是否发现自己的感情麻木了？	否	是	7
	f	您是否觉得自己的生命会因为这个创伤而缩短？	否	是	8
		是否I3有3个或以上的答案编码为"是"？	➡ 否	是	
I4		**在过去的1个月内：**			
	a	您是否睡眠困难？	否	是	9
	b	您是否发火，或者大发过脾气？	否	是	10
	c	您是否集中注意力困难？	否	是	11
	d	您是否觉得紧张或经常处于戒备状态？	否	是	12
	e	您是否很容易受惊吓？	否	是	13
		是否I4有2个或以上答案编码为"是"？	➡ 否	是	
I5		在过去的1个月内，这些问题是否明显干扰了您的工作、社交活动或对您造成明显的痛苦？	否	是 **创伤后应激障碍现患**	14

J. 酒精滥用及依赖（Alcohol Abuse and Dependence）

（➡表示进入诊断框，在相应诊断框中都圈上“否”，并进入下一题组）

J1		在过去12个月，您是否3次或以上饮酒，每次在3小时内，喝酒数量折合成纯酒精30mL以上？如56度白酒1两多，32度红酒2两，20度枸杞酒3两等。可结合当地饮酒习惯或风俗举例。	➡ 否	是	1
J2		**在过去的12个月内：**			
	a	您是否需要喝更多的酒来达到您最初喝酒的感觉？	否	是	2
	b	当减少喝酒时，是否手抖、出汗或感觉不安？您喝酒是为了避免这些症状或避免酒后头痛、手抖、出汗或不安吗？ 若有一条回答“是”，则编码“是”.	否	是	3
	c	在喝酒时，您实际喝的酒量超出原先预计的酒量？	否	是	4
	d	您是否曾经尝试减少饮酒量或停止饮酒但不成功？	否	是	5
	e	在饮酒的日子里，你是否花大量时间找酒、饮酒或醒酒？	否	是	6
	f	您是否因为喝酒而减少了用于工作、爱好或与人交往的时间？	否	是	7
	g	即使您知道饮酒会给自已造成健康或精神问题，仍然继续喝酒？	否	是	8
		是否有3个或以上J2答案编码为“是”？	否	➡ 是 **酒精依赖** **现 患**	
J3		**在过去的12个月内：**			
	a	您是否曾经多次在学校学习、单位工作或家里做家务时喝醉、酒后兴奋或宿醉未醒？这些情况造成问题了吗？ （只有当造成问题的时候才编码为“是”。）	否	是	9
	b	您是否在醉酒后从事生命危险的活动，如开车、骑摩托车、操作机器、划船等？	否	是	10
	c	您是否曾经因为喝酒而出现过违法问题，如被捕或妨害治安？	否	是	11
	d	尽管喝酒已经使您与家人的关系出现了问题，您仍会继续喝酒？	否	是	12
		是否有1个或以上J3答案编码为“是”？	否	是 **酒精滥用** **现 患**	

K. 非酒精性精神活性物质滥用障碍
（Non-alcohol Psychoactive Substance Use Disorders）

（➡表示进入诊断框，在相应诊断框中都圈上“否”，并进入下一题组）

K1		**现在我将会向您展示/读出一系列的街头毒品或药物。**			
	a	在过去12个月，您是否不止一次使用这些药物去达到兴奋，让自己感觉良好或改善情绪？	➡否	是	

把使用的药物圈出：

兴奋剂：安非他命、快速丸、甲基苯丙胺、情爱芳香剂、右旋安非他命、利他林、减肥药

可卡因：鼻吸、静脉注射、加热吸用精炼可卡因、精致可卡因、可卡因海洛因混合剂

麻醉药：海洛因、吗啡、双氢吗啡酮、阿片类、异丙酚、美沙酮、可待因、羟考酮、右丙氧酚

致幻剂：麦角酸二乙胺（LSD）、麦司卡林、佩奥特碱、苯环己哌啶（PCP，天使丸）、裸盖菇素、二甲氧基甲苯异丙胺（STP）、“迷幻蘑菇”、迷魂药（即亚甲二氧基甲基苯丙胺，MDMA）、或3，4－亚甲二氧基安非他命（MDA）

吸入剂：“强力胶”、氯乙烷、氧化亚氮（笑气）、亚硝酸丁酯（蓝色男孩）

大麻：大麻树脂（hash）、THC、大麻烟草、大麻香烟。

镇静剂：安眠酮、速可眠（红中）、安定、赞安诺、利眠宁、安定文、氟胺安定、海乐神、巴比妥类药物、眠尔通。

其他各式药物：激素，非处方睡眠药或减肥药，或其他？

记录最常用的一种或几种药：________________

b	在以下具体记录符合标准的选项： 是同时还是先后服用多种药物：		
	使用过的每种药物。	☐	
	最常服用的一种药物。	☐	
	只使用过一类或一种药物。	☐	

K2		**想一想在您使用（这种药物/这类药物）的过去12个月里内：**			
	a	您是否发现，需要加量才能达到自己刚开始使用（这种药物/这类药物）时的效果？	否	是	1
	b	当您减少或停止服用（这种药物/这类药物）时，是否出现戒断症状（疼痛、颤抖、发热、乏力、腹泻、恶心、出汗、心悸、睡眠困难、激动、焦虑、易怒或抑郁）？您是否使用药物避免难受（戒断症状）或让自己感觉好一点？ 如有任何答案编码为“是”，则编码“是”。	否	是	2
	c	在使用（这种药物/这类药物）时，您是否发现实际用量比当初预计用量多？	否	是	3

（续上表）

	d	您是否曾经尝试减量或停止服用（这种药物/这类药物）但没有成功？	否	是	4
	e	在使用（这种药物/这类药物）的日子里，您是否花费了大量时间（>2 小时）去获取、使用药品，或从药物的效应中恢复过来或持续想着此药物？	否	是	5
	f	您是否因为使用药物而减少了工作，爱好，和家人、朋友相处的时间？	否	是	6
	g	即使您知道（这种药物/这类药物）造成了健康和精神问题，您是否仍继续服用？	否	是	7
		是否有 3 个或以上 K2 答案编码为"是"？ 注明具体药物：__________	否	是 药物依赖现患	
K3		**在您使用（这种药物/这类药物）的过去 12 个月内：**	否	是	8
	a	您是否曾经多次在学校学习、单位工作或家里做家务时，过量使用（这种药物/这类药物）、用药后兴奋或处于药物后遗效应中？这些情况造成了什么问题吗？ 只有当这些情况引起了问题时才编码为"是"。			
	b	您是否曾经过量使用（这种药物/这类药物）或服药后兴奋时，从事有生命危险的活动（如开车、开摩托车、操作机器、划船）？	否	是	9
	c	您是否因为使用（这种药物/这类药物）而出现过违法问题，如被捕或妨害治安的行为？	否	是	10
	d	即使（这种药物/这类药物）已经使您与家人或其他人之间出现了问题，您是否仍然继续使用？	否	是	11
		是否 K3 有 1 个或以上答案编码为"是"？ 注明具体药物：__________	➡否	是 药物滥用现患	

L. 精神病性障碍（Psychotic Disorder）

对每个回答为“是”的问题都询问具体事例。只有当这些具体事例清楚显明思维或知觉扭曲，或在目前文化背景下显得不恰当时，才编码为“是”。在记录之前，要仔细评价这些妄想或幻觉内容是否“怪异”。

“怪异”的妄想有以下特点：明显地不合理、荒谬、难以理解，并且不是从日常生活经验中衍生而来的。

“怪异”的幻觉包括对患者的思想或行为进行评论的幻听，或两种或以上的声音互相交谈。

					怪异	
		现在我想询问您一些不寻常的经历，其他人也可能经历过：				
L1	a	您是否曾经相信有人在跟踪监视您、设计害您，或有人想要伤害您？ 提示：询问具体的事例以便排除真正的跟踪或监控。	否	是	是	1
	b	**如编码为“是”：**您现在还相信这些事情吗？	否	是	是 ➡L6	2
L2	a	您是否曾经相信，即使您不说出来，也有人可以读出您的想法或能听到您的想法，或您是否确实能知道别人的想法或听到别人正在想什么？	否	是	是	3
	b	**如编码为“是”：**您现在还相信这些事情吗？	否	是	是 ➡L6	4
L3	a	您是否曾经相信某些人或来自外界的某种力量，将一些根本不是您自己的想法，输入到您的大脑中，或迫使您使用一些不是您平常的方式来行动？您是否曾经感到被控制了？ 临床医生：询问具体事例以排除非精神病性症状。	否	是	是	5
	b	**如编码为“是”：**您现在还相信这些事情吗？	否	是	是 ➡L6	6
L4	a	您是否曾经相信电视、收音机或报纸给您传送特别的信息？或相信某个不认识的人对您特别感兴趣？	否	是	是	7
	b	**如编码为“是”：**您现在还相信这些事情吗？	否	是	是 ➡L6	8
L5	a	您的亲属或朋友曾经认为您的想法古怪或不正常吗？ 询问访谈者具体事例。只有当该事例为明显的妄想内容且不同于L1～L4问题所提及的才编码为“是”，例如有关躯体或宗教的妄想、夸大妄想、嫉妒妄想。	否	是	是	9
	b	**如编码为“是”：**他们现在还认为您的想法奇怪吗？	否	是	是	10

（续上表）

L6	a	您是否曾经听到过别人不能听到的声音？ 只有当患者对以下问题回答"是"时，幻觉内容才编码为"怪异"。 **如果编码为"是"**：您是否曾经听到过一个声音评论您的想法或行为，或者听到两个声音在互相交谈？	否	是	是	11
	b	**如果编码为"是"**：您在最近1个月内仍听到这些声音？	否	是	是 ➡L8b	12
L7	a	当在清醒的时候，您是否曾经看到一些特别的东西，而其他人是看不到的？ 临床医生：查明这是否和文化背景不相符。	否	是		13
	b	**如编码为"是"**：您在最近1个月内是否仍看到这些东西？	否	是		14
		临床医生判断：				
L8	b	该患者目前是否表现为语无伦次、言语紊乱，或明显思维松弛？	否	是		15
L9	b	该患者目前是否表现出行为紊乱或木僵状态？	否	是		16
L10	b	访谈时，患者有明显的分裂症阴性症状，如明显的情感淡漠，言语贫乏（精神性失语），不能主动开始及坚持完成有目的的行动（意志减退）	否	是		17
L11		有1个或1个以上"b"问题答案编码为"怪异"？ 或有2个或2个以上"b"问题答案编码为"是"（不是"怪异"）？	**否**	**是** **精神病性症状** **现　患**		
L12		有1个或1个以上"a"问题答案编码为"怪异"？ 或有2个或以上"a"问题答案编码为"是"（不是"怪异"）？ 检查这两种症状是否在同一时段发生或L11编码为"是"？	**否**	**是** **精神病性症状** **终　生**		18
L13	a	L11编码为"是"且符合以下其中之一： 抑郁发作（现患）或躁狂发作（现患或既往发作）编码为"是"？	否	是		
	b	L13a编码为"是"： 您刚才告诉我，您有一段时间感到（抑郁/兴奋/持续地激动）。您刚才提到的想法或经历（如L1b到L7b编码为"是"的症状）仅仅发生在您感到（抑郁/兴奋/激动）的时候吗？	**否**	**是** **精神病性症状** **的情感障碍** **现　患**		19

M. 神经性厌食症（Anorexia Nervosa）

（➡表示进入诊断框，在相应诊断框中都圈上“否”，并进入下一题组）

M1	a	您有多高？	□英尺 □ □寸 □ □ □厘米		
	b	您在过去的 3 个月内最低体重是多少？	□ □ □磅 □ □ □千克		
	c	患者的体重是否低于相对于他/她身高所对应的体重下限？（参考下表）	➡否	是	
		在过去的 3 个月内：			
M2		虽然体重这么低了，您是否还在尝试不增加体重？	➡否	是	1
M3		虽然您的体重已经很低了，您是否仍害怕体重增加或发胖？	➡否	是	2
M4	a	您是否认为自己太胖或您身体的某部分过胖？	否	是	3
	b	您的体重或体形明显影响了自我感觉吗？	否	是	4
	c	您认为目前的低体重是正常现象还是太胖呢？	否	是	5
M5		是否有 1 个或以上的 M4 答案编码为“是”？	➡否	是	
M6		只适用于女性患者：在过去的 3 个月，您是否出现了停经，而当时并没有怀孕？	➡否	是	6

女性患者：是否 M5 及 M6 编码为“是”？
男性患者：是否 M5 编码为“是”？

否　　是
神经性厌食症
现　患

身高/体重界值表（身高：不穿鞋时；体重：不穿衣物时）

女性身高/体重

尺寸	4′9	4′10	4′11	5′0	5′1	5′2	5′3	5′4	5′5	5′6	5′7	5′8	5′9	5′10
磅	84	85	86	87	89	92	94	97	99	102	104	107	110	112
厘米	145	147	150	152	155	158	160	163	165	168	170	173	175	178
千克	38	39	39	40	41	42	43	44	45	46	47	49	50	51

男性身高/体重

尺寸	5′1	5′2	5′3	5′4	5′5	5′6	5′7	5′8	5′9	5′10	5′11	6′0	6′1	6′2	6′3
磅	105	106	108	110	111	113	115	116	118	120	122	125	127	130	133
厘米	155	156	160	163	165	168	170	173	175	178	180	183	185	188	191
千克	47	48	49	50	51	51	52	53	54	55	56	57	58	59	61

上表中的体重界值是按低于患者身高及性别所对应的 DSM-Ⅳ标准正常值的 15% 计算的。
该表的体重是按低于城市人口体重正态分布下限的 15% 计算的。

N. 神经性贪食症（Bulimia Nervosa）

（➡表示进入诊断框，在相应诊断框中都圈上“否”，并进入下一题组）

N1	在过去的3个月内，您是否曾经在2个小时内吃下大量的食物，这相当于平时几倍的分量？	➡否	是	7
N2	在过去的3个月内，您是否每周有2次暴食的情况？	➡否	是	8
N3	在这些暴食的情况下，您是否认为您的食量失控？	➡否	是	9
N4	为了避免暴食后体重增加，您是否采取了补偿，如催吐、禁食、运动、服用泻药、灌肠、服用利尿药或其他药物？	➡否	是	10
N5	您的体重或体形是否严重影响了您的自我感觉？	➡否	是	11
N6	患者的症状是否符合神经性厌食症的标准？	否 ➡N8	是	
N7	这些情况是否在您的体重低于（____磅/千克）时才出现？（访谈者：根据神经性厌食症题组的身高/体重表，在上面的括号内填写患者的临界体重）	否	是	12
N8	N5编码为“是”且N7编码为“否”或跳过了？	否	是 神经性贪食症 现 患	
	• N7编码为“是”？	否	是 神经性厌食症、暴食/清除型 现 患	

O. 广泛性焦虑障碍（Generalized Anxiety Disorder）

（➡表示进入诊断框，在相应诊断框中都圈上“否”，并进入下一题组）

O1	a	在过去的 6 个月内，您是否过分地担心某几件事？	➡否	是	1
	b	您在大多数日子都感到担心吗？	➡否	是	2
		如果患者的焦虑是由于之前评定的惊恐障碍，社交焦虑障碍，强迫症或神经性厌食等精神障碍所致的，则不再编码为“是”。	否	➡是	3
O2		您是否难以控制这些担忧，或者这些担忧是否使您无法专心做自己的事情？	➡否	是	4
O3		在以下问题中，如果症状只和之前所检查的精神障碍相关，则编码为“否”。 **在过去十分焦虑的 6 个月内，您大部分时间：**			
	a	是否感到坐立不安，“上满了弦”或濒临失控？	否	是	5
	b	是否感到肌肉紧张？	否	是	6
	c	是否容易感到疲劳，乏力或筋疲力尽？	否	是	7
	d	是否难以集中注意力，或大脑一片空白？	否	是	8
	e	是否感到易激惹？	否	是	9
	f	是否有睡眠障碍（难以入睡，夜间醒来，早醒或睡眠过多）？	否	是	10
		是否 O3 中有 3 个或以上答案编码为“是”？	**否 是 广泛性焦虑障碍 现 患**		

（卢玮聪译　宁玉萍审定）

三、席汉患者评定焦虑量表

席汉患者评定焦虑量表（SHEEHAN PATIENT RATED ANXIETY SCALE）

指导语：如下列出的问题和主诉有时会在一些人身上出现。

第一部分询问近一周来的感受，第二部分询问目前的状况。每个问题只能选一项，不要漏项。

	无	轻度	中度	重度	极重
第一部分：在最近一周，你在多大程度上感到如下不适或感觉：					
1. 呼吸困难、窒息或过度换气					
2. 咽喉梗阻感或哽咽					
3. 心跳过轻、过快或过重					
4. 胸痛、胸翳或不适					
5. 阵发多汗					
6. 虚弱、眩晕、频繁头晕发作					
7. 沉重感或腿软					
8. 身体失去平衡欲跌倒的感觉					
9. 恶心或胃部不适					
10. 感觉身边事物奇怪、不真实、模糊或不属于自己					
11. 感觉身体的一部分或全部不存在或不属于自己，有漂浮感					
12. 身体某些部分感到麻痹或麻木					
13. 潮热或寒战					
14. 颤抖或震颤					
15. 害怕会死去或担心发生可怕的事					
16. 感到将要失控或精神错乱					
17. 场景性焦虑发作（当处于或将要进入凭自己的经验可能引起发作的场景时，出现上述 4 个以上症状的突发性焦虑发作）					
18. 非预期性焦虑发作［在很少或没有诱因（即并非处于凭自己的经验可能引起发作的场景）时，突然出现（上述）4 个以上症状的非预期性焦虑发作］					
19. 非预期的有限症状发作［在很少或没有诱因（即并非处于凭自己的经验可能会引起发作的场景）时，突然出现 1 个或 2 个症状（前述）的非预期性焦虑发作］					
20. 预期焦虑发作（做某些凭自己的经验可能会引起比常人更强烈的焦虑事情时，出现预期中的焦虑发作）					
21. 回避令你害怕的场所					
22. 依赖他人					
23. 紧张、无法放松					
24. 焦虑、紧张、不安					

（续上表）

	无	轻度	中度	重度	极重
25. 反复出现对声、光、触摸异常敏感					
26. 反复腹泻					
27. 过度担心健康					
28. 容易感到疲倦、虚弱和疲惫					
29. 头疼、头颈部疼痛					
30. 入睡困难					
31. 半夜醒来或睡眠不宁					
32. 无明显诱因却出现非预期性的抑郁情绪波动					
33. 因周边的变化而出现情绪心境明显波动					
34. 反复持续出现闯入性的、无用的、无意义的、矛盾的观念、思维、冲动或表象					
35. 并非真正需要，却重复做同样的仪式动作，如反复检查、洗涤、计算等					
第二部分：当前状况					
1. 比平时更口干					
2. 总是觉得焦虑					
3. 担忧、紧张不安、焦虑、烦躁					
4. 畏惧、胆怯					
5. 很焦急					
6. 内心发抖					
7. 胃痉挛					
8. 全身发热					
9. 手掌出汗					
10. 心跳加快					
11. 手脚震颤					

无 =0　轻度 =1　中度 =2　重度 =3　极重 =4

分别计算第一部分和第二部分的总分。首发惊恐障碍第一部分的总分平均为 57 ±20. 37 ~77/SD。未经治疗的惊恐障碍总分低于 25 分者少见。治疗目标是使总分低于 15 分。

第一部分

25 ~37	37 ~57	57 ~77	>77
轻度	中度	重度	极重

第二部分

0 ~10	11 ~25	26 ~44
轻度	中度	重度

（郭扬波译　马崔审定）

四、PTSD 治疗效果量表（TOP－8）

起病时间__________ ID 号 __________ 日期 __________ 访谈号 __________
年龄______________ 性别____________ 种族__________

访谈前应确定哪个创伤性事件是最大的困扰，然后评定最近一周内每个症状对患者有多大的困扰。

事件：____

1. 是否体验到有关事件的痛苦印象、想法、回忆占据你的头脑，而你希望在你的脑子里清除此事件？ __________

0＝无

1＝轻度：很少和/或不为此烦恼

2＝中度：每周至少一次和/或产生某些痛苦

3＝重度：每周至少四次或造成中度痛苦

4＝极重：每日出现或造成严重痛苦而无法工作或进行社交活动

2. 暴露于某个能令你回忆或类似创伤事件的情景时，你是否产生某种生理反应（如出汗、颤抖、心悸、恶心、过度换气、眩晕等）？ __________

0＝无

1＝轻度：很少出现或可疑

2＝中度：轻度苦恼

3＝重度：造成明显苦恼

4＝极重：非常痛苦；可能因生理反应而就诊（如严重胸痛以致患者认为自己心脏病发作）

3. 你回避那些使你想起创伤事件的场所、人物、谈话或活动（如电影、电视节目、某些场所、会议、葬礼）吗？ __________

0＝无回避

1＝轻度：可疑

2＝中度：肯定有情景回避

3＝重度：感到非常不舒服，且因回避对日常生活造成某种影响

4＝极重：不敢出门，不敢外出购物、就餐，主要功能受到严重限制

4. 你对以前喜欢的事情感到缺乏兴趣（愉快感）吗？ __________

0＝无兴趣丧失

1＝对 1～2 个活动缺乏愉快感

2＝对几个活动缺乏愉快感

3＝对大多数活动缺乏愉快感

4＝几乎对所有活动缺乏愉快感

5. 你比以往更少与别人一起活动吗？你感到与别人疏远吗？ ________

0 = 无异常

1 = 有回避疏远感，但与他人接触仍正常

2 = 有时回避平时正常参与的会面

3 = 经常明显回避以往联系的人

4 = 完全拒绝或回避所有的社交活动

6. 你对他人感到温暖或亲切吗？你感到麻木吗？ ________

0 = 无异常

1 = 轻度：可疑

2 = 中度：感情体验有些困难

3 = 重度：感情体验明显缺乏

4 = 极重：无情感体验，大多数时间感到麻木

7. 你经常保持戒备心或警惕吗？感到处于边缘状态吗？你常背靠墙坐着吗？

____

0 = 无异常

1 = 轻度：偶尔或不受影响

2 = 中度：对某些情景感到不安、感到处于边缘状态或保持警惕

3 = 重度：对大多数情景感到不安、感到处于边缘状态或保持警惕

4 = 极重：引起极度不安和/或影响生活（由于过度警惕处于戒备心态或社会功能受损）

8. 你是否容易惊跳？这些状况，如意外听到声音或听到见到某种令你回想起创伤的事情，会对你造成困扰吗？ ________

0 = 无异常

1 = 轻度：偶有但无影响

2 = 中度：至少每 2 周出现一次明显不适或过分的惊跳反应

3 = 重度：每周 1 次

4 = 极重：明显损害工作及社会功能

总分________

PTSD 治疗效果量表（TOP－8）（续）

DAVIDSON 创伤问卷

（Jonathan R. T. Davison，M. D）

姓名：约翰·布朗　年龄：34　性别：☑男　○女　日期：1996 年 10 月 6 日

写下最困扰你的创伤事件：

交通事故——两位密友受重伤

下面每个问题是询问您某一特别症状的。请您考虑最近一周内该症状的频度和严重程度，在方格内填上数字 0～4 来表示。	频度	严重程度
	0＝无	0＝根本不烦恼
	1＝仅 1 次	1＝轻微烦恼
	2＝2～3 次	2＝中等烦恼
	3＝4～6 次	3＝明显烦恼
	4＝每天	4＝极度烦恼

1. 您还有关于创伤事件的印象、记忆、想法吗？	4	3
2. 您有关于创伤事件的噩梦吗？	4	3
3. 您被令你想起创伤的事件所扰乱吗？	2	1
4. 您一直在回避与事件相关的想法和感受吗？	3	4
5. 您一直在回避做与事件相关的事情或进入令您想起与事件相关的场所吗？	2	2
6. 您很难有愉快的事情吗？	4	4

（郭扬波译　马崔审定）

五、佛罗里达耶鲁—布朗强迫量表（FLY-BOCS）

作者：Wayne K. Goodman，M. D.（佛罗里达大学医学院精神科）；
Steven A. Rasmussen，M. D.，Lawrence H. Price，M. D.（布朗大学医学院精神科）

使用说明：

该量表用于评定强迫症（OCD）症状的严重程度及分型。通常依据患者表述来评定，但最后评分依据访谈者的临床判定。评定范围为近一周内（包括检查当时）。评分应反映整周内各个项目发生的平均分（均值）。

该量表是半定式检查。评定者应按量表内容依次询问。但为明确情况，评定者可自由提问其他问题。访谈期间患者任何时候主动提供的信息都可以考虑采用。评分应主要考虑访谈时患者的诉述及医生观察到的情况。如访谈者判断病人提供的情况不准确，要怀疑患者的可信度，并在访谈结束时做好相应记录（条目19）。

如果由他人（如配偶或父母）提供的其他信息符合以下条件，在评分时应包含在内：①这些信息适合判断症状的严重性；②连续每周评定时，都能获得他们的报告，以确保每一部分获得的信息是相同的。

在开始询问之前，请按以下定义描述来评定患者的“强迫观念”和“强迫行为”：

强迫观念是反复进入自己头脑的不愿意的、感到痛苦的意念、思想、表象或意向冲动。它们似乎对抗你的意愿，令你讨厌，你可能认识到它们是无意义的，也与你的人格不一致。

强迫行为则是你明知感到无意义或过分，但又不得不去做的动作或行为，有时你可能想拒绝它们，但事实上很难做到。你可能会很焦虑，直到你完成强迫行为为止。

我给你们一些强迫观念、强迫行为的例子。

强迫观念实例：尽管你绝不会这样做，但脑子反复出现严重伤害自己孩子身体的想法或冲动。

强迫行为实例：离家前反复检查用具、水龙头、门锁。尽管大多数强迫行为是可见的，但也有一些不可见的心理精神性活动，如默默核对或有一个不好的想法出现时就暗中背诵一些无意义的句子。

医生询问：“你对这些内容有什么疑问?”（如无问题，继续进行下面内容）

只要患者已理解，复查时就不必重复再读这些定义和例子。只需提醒患者强迫观念是想法或担心，而强迫行为是你自己强迫去做的事（包括内隐行为）。

患者列举目前的强迫观念、强迫行为以便形成靶症状清单，可以使用 FLY－BOCS 症状核查条目帮助确认目前症状。识别和认识既往的症状也是有用的，因为它们会在日后的评定期间重复出现。一旦确定了当前的强迫观念、强迫行为类别后，就按临床方便的分类靶把它们列成靶症状表（如把强迫行为分为检查、洗涤靶症状）。为便于跟踪这些症状，应描述这些症状的突出的特征（如除了列出检查靶症状外，还要指明检查什么）。应明确什么是最突出的症状，即评定的重点。注意每一项目的最后得分应在综合考虑患者全部的强迫症状后确定。

评定者必须确定所报告的行为是OCD的症状，而非其他障碍，如单纯恐惧性或性变态。某些复杂的抽动运动与某些强迫行为（如与触摸有关）的鉴别很困难，甚至无法鉴别。在这种情况下，对靶症状的描述说明特别重要，各次评定都应有一致的描述，有必要用另外的工具来评定抽动的严重程度。在FLY-BOCS症状清单上所列的一些条目，如拔毛发癖，DSM-Ⅳ归为冲动控制障碍。应该注意，FLY-BOCS在障碍的使用方面不同于DSM-Ⅳ已有的OCD分类。患者虽符合OCD诊断，但在使用FLY-BOCS评定时严格来说不属OCD的症状（如拔毛发癖），我们实践中应分两步进行：首先评定它是通常认为的强迫症状，第二步再推测它与OCD有关症状的关系。这种方式会获得两个FLY-BOCS得分，一个是OCD严重程度的计分，一个是与OCD关系尚未确定的症状严重程度计分。

如有必要，评定时可在评定条目1之前修订强迫观念的靶症状，在评定条目6之前修订强迫行为的靶症状。

FLY-BOCS总分等于条目1～10（不包括1b及6b）得分之和，强迫观念、强迫行为因子分则分别为条目1～5（不包括1b）及6～10（不包括6b）得分之和。

姓　名________________　　日　期________________

六、佛罗里达耶鲁—布朗（FLY-BOCS）症状清单（1998 年 9 月）

对所有问题进行检查，但对主要的症状要清楚地标明为“P”。

（评定者要明确所报告的行为是 OCD 的真正症状，而非诸如单纯恐惧症或疑病症的其他疾病。标有符号“＊”的条目可能是也可能不是 OCD 的症状）

现症	既往	
		攻击性强迫观念
____	____	怕伤害自己
____	____	怕伤害他人
____	____	暴力或恐怖的印象
____	____	害怕说出侮辱下流的言语
____	____	害怕做出其他尴尬的事*
____	____	害怕会依非自愿的冲动行事（如刺伤朋友）
____	____	害怕会偷东西
____	____	害怕因不够小心而伤害别人（如汽车碰撞）
____	____	害怕要为一些可怕的事负责（如火灾、失盗）
____	____	其他________________
		关于污染的强迫行为
____	____	厌恶与躯体有关的排泄物（如尿液、粪便、唾液）
____	____	与污物、细菌有关的强迫行为
____	____	过度关注环境的污物（如石棉、放射物、有毒物品）
____	____	过度关注家具物品（如洗擦、洗涤剂）
____	____	过度关注动物（如小昆虫）
____	____	由于污染、污物或残渣而苦恼
____	____	关注因环境因素而致病
____	____	关注因污染扩散而患其他疾病
____	____	只顾自己的感受，而不理会污染的影响
		其他________________
		性方面的强迫观念
____	____	禁忌或邪恶的有关性的思想、想象、冲动
____	____	涉及儿童或乱伦
____	____	涉及同性恋*

（续上表）

现症	既往	
		攻击性强迫观念
______	______	指向他人的性行为冲动（攻击性的）*
______	______	其他______
		囤积节俭的强迫观念
______	______	专注于其他区别物体的经济或者精神价值
______	______	其他______
		宗教信仰的强迫观念（过分谨慎）
______	______	担心亵渎神灵
______	______	过分关注正确与错误的道德伦理
______	______	其他______
		强求对称与标准的强迫观念
______	______	伴有不可思议的想法（如担心物品若没有放置在正确的地方，母亲将会发生意外）
______	______	不伴有不可思议的想法
		其他的强迫观念
______	______	强迫了解或记忆
______	______	害怕说出某些事情
______	______	害怕说的事情不正确
______	______	害怕丢失东西
______	______	闯入性的印象（非暴力）
______	______	闯入性的无意义的声音、词语或者音乐
______	______	被一些声音、噪音所烦扰*
______	______	幸运或不幸运的数字
______	______	特殊含义的颜色
______	______	与迷信有关的恐惧
______	______	其他______
		躯体的强迫观念
______	______	担心患病*
______	______	过度关注身体的某一部分或外表（如变形恐怖）*
______	______	其他______

（续上表）

现症	既往	
		清洁、洗涤强迫行为
____	____	过度或仪式性地洗手
____	____	过度或仪式性淋浴、洗涤、刷牙、打扮
____	____	与清洁家用物品或其他无生命物品的强迫行为
____	____	预防或避免被污染的其他措施
____	____	其他____
		强迫检查
____	____	检查锁、火炉、用具等
____	____	检查证实无伤害或不会伤害自己
____	____	检查证实没有发生、不会发生可怕的事
____	____	检查确保不会犯错误
____	____	与躯体有关的强迫性检查行为
____	____	其他____
		重复性惯例
____	____	反复阅读或书写
____	____	强迫性行为（如进门、出门，站起、坐下）
____	____	其他____
		强迫计数
____	____	____
		强迫性指令、整理
____	____	____
		强迫囤积、搜集
____	____	关注物品的经济价值及外观感（如仔细阅读旧邮件、收集报纸、把垃圾分类、收集无用的物品）
		其他强迫行为
____	____	心理仪式（除了检查、计算以外的）
____	____	过程听从
____	____	强求讲明、询问或证实的行为

（续上表）

现症	既往	
________	________	必须触碰、拍打或摩擦*
________	________	涉及运气或不吉利的惯性行为*
________	________	针对性预防措施（不包括检查行为）：伤害自己________；伤害他人________；可怕的后果________
________	________	惯例性进食行为*
________	________	迷信性行为
________	________	拔毛发癖*
________	________	其他自伤自残行为*
________	________	其他________________________

佛罗里达耶鲁—布朗强迫量表

姓　名＿＿＿＿＿＿＿＿＿＿　日　期＿＿＿＿＿＿＿＿＿＿

靶症状清单

强迫观念：

1. ＿＿＿＿＿＿＿＿＿＿

2. ＿＿＿＿＿＿＿＿＿＿

3. ＿＿＿＿＿＿＿＿＿＿

强迫行为：

1. ＿＿＿＿＿＿＿＿＿＿

2. ＿＿＿＿＿＿＿＿＿＿

3. ＿＿＿＿＿＿＿＿＿＿

回避：

1. ＿＿＿＿＿＿＿＿＿＿

2. ＿＿＿＿＿＿＿＿＿＿

3. ＿＿＿＿＿＿＿＿＿＿

“我现在要问你关于强迫思维的一些问题。”（根据患者靶症状提问）

1. 强迫思维花费时间

问：强迫思维占据你多少时间？（当强迫观念短暂间歇性出现时，难以估计总的耗费时间。对这些患者，可评估其发生频率，可从其每天发作的次数及受影响的时间两个方面进行评估。询问强迫思维发生的频率是多少？【注意排除沉思和先占观念，这些不是强迫思维，而是自我调和及推理】

0 = 无

1 = 轻度，<1 小时/天或偶尔出现

2 = 中度，1 ~3 小时/天或较常出现

3 = 重度，3 ~8 小时/天或频繁出现

4 = 极重，>8 小时/天或几乎持续出现

1b. 无强迫观念的间歇期（不计入总分）

问：你每天清醒时没有出现强迫观念的平均时间是多少？（如有必要，可以问）无强迫观念的最长时间是多少？

0 = 无症状

1 = 间歇期长，无症状时间 >8 小时/天

2 = 间歇期中等，无症状时间 3 ~8 小时/天

3 = 间歇期短，无症状时间 1 ~3 小时/天

4 = 间歇期极短，无症状时间 <1 小时/天

2. 强迫观念所致的影响

问：强迫观念对你的社交及工作能力有何影响？是否导致你无法做某事？（如当前没有工作，可通过假设患者在有工作时其操作受影响的程度来审定）

0 = 无

1 = 轻度，社交和职业功能轻度受影响，但总的来说操作技能未受损

2 = 中度，肯定妨碍社交及职业技能，但仍可应付

3 = 重度，社交职业功能明显受损

4 = 极重，导致残疾

3. 强迫观念造成的苦恼

问：强迫观念导致你苦恼的程度如何？（大多数患者其烦恼的程度与焦虑相当，患者可能称其强迫症状令人苦恼，但否认有焦虑。仅评估由强迫观念所致的焦虑，不评估广泛性焦虑或其他疾病所致的焦虑）

0 = 无

1 = 轻度，干扰不明显

2 = 中度，有干扰，但可应付

3 = 重度，明显困扰

4 = 极重，几乎持续存在，其苦恼使其功能极度受损

4. 对抗强迫观念

问：你对抗强迫观念的努力有多大？你是否经常试图不理进入大脑里的强迫观念或转移对其的注意力［仅评定对抗的努力程度，而不是真正或无法控制强迫观念。患者对抗强迫观念的努力程度与其控制症状的能力不一定相关。注意这个条目不是直接评定闯入性思维的严重程度，而是评定健康的一种表现，即患者对它采取对抗的方法而强迫症状不是回避或表现为强迫行为。因此，患者越是对抗，这部分的功能损害就越轻。对抗有主动和被动两种方式。行为治疗常鼓励患者通过非对抗的方式对抗强迫症状（如“就让这些想法来吧”属被动对抗）或故意渗入一些令人困扰的想法来抵消强迫症状。这一条目评定时，要考虑使用对抗方式的行为技巧。如强迫观念轻微，患者可能感觉不出需要对抗它们，此时应评 0 分］

0 = 一直努力去对抗，或自感症状轻微不需要积极对抗

1 = 大部分时间都试图对抗

2 = 尽一些努力去对抗

3 = 屈从于所有的强迫观念，未试图控制，但仍有些不甘心

4 = 完全屈从于所有的强迫观念

5. 对强迫观念的控制程度

问：你对强迫观念的控制力如何？你停止或转移强迫观念注意力的效果如何？你能让它们消失吗？（与评定抵抗的条目比较，对强迫观念的控制能力更能反映这些闯入性思维的严重程度）

0 = 完全控制

1 = 基本控制，通常通过努力可消除或转移强迫观念

2 = 部分控制，有时能消除或转移强迫观念

3 = 很少控制，很少成功消除或转移强迫观念，很难转移注意力

4 = 无法控制，感到完全不由自主，很少能够哪怕是短暂地改变强迫思维

“下面是几个关于强迫行为的问题。”（根据靶症状提问）

6. 强迫行为花费时间

问：你用于强迫行为的时间有多长？（如涉及日常生活时仪式动作是其主要表现，询问因强迫仪式行为使你完成某项日常活动比其他人多花的时间。）如果强迫行为短暂且间断出现，评估总时间会有困难，对于这些病例，评定花费的时间可通过其出现的次数来评估。包括强迫行为的次数和每天受影响的时间有多少小时，应分别计算强迫行为发生的次数，而不是强迫行为重复的次数，例如患者每天不同时间内进入浴室 20 次，而快速洗手 5 遍，应计算强迫行为为 20 次，而不是 5 次或 5 × 20 = 100 次。询问强迫行为出现的频率。［大多数病例中，强迫行为是可见的（如洗手），但某些强迫行为是隐蔽的（如默默检查）］

0 = 无

1 = 轻度（用于强迫行为时间 <1 小时/天），或偶有强迫行为

2 = 中度（用于强迫行为时间为 1 ~ 3 小时/天），或经常有强迫行为

3 = 重度（用于强迫行为时间为 3 ~ 8 小时/天），或频繁有强迫行为

4 = 极重（用于强迫行为时间 >8 小时/天），或几乎持续出现强迫行为（多得难以计数）

6b. 无强迫行为的间歇期（不计入总分）

问：平均每天无强迫行为的最长时间是多长？（如有必要，问）无症状的最长时间是多长？

0 = 无症状

1 = 无症状间歇期长，持续 >8 小时/天

2 = 无症状间歇期中等，持续 3 ~ 8 小时/天

3 = 无症状间歇期短，持续 1 ~ 3 小时/天

4 = 无症状间歇期极短，持续 <1 小时/天

7. 强迫行为所致的影响

问：强迫行为对你的社交及工作能力（或角色）影响如何？是否因强迫行为使你无法去做某事？（如目前无业，可通过假设被雇用时受影响的程度来评定）

0 = 无

1 = 轻度，社交和职业功能轻度受影响，总体上无功能损害

2 = 中度，有明确的社交及职业功能损害，但尚可应付

3 = 重度，社交和职业功能严重受损

4 = 极重，导致残废

8. 强迫行为导致的苦恼

问：如果停止强迫行为，你的感觉如何？（暂停）你的焦虑程度如何？（评估强迫行为在被突然停止而没有再出现的情况下被突然打断所造成的苦恼程度，强迫行为可以减轻大多数而非全部患者的焦虑。如果评定时发现，可通过上述方式防止出现强迫行为来减轻焦虑的话，可再问）在你如愿地完成强迫行为之前焦虑程度如何？

0 = 无

1 = 轻度，停止强迫行为仅致轻度焦虑，或实施强迫行为时有轻度焦虑

2 = 中度，停止强迫行为会增加焦虑，但仍可控，或实施强迫行为期间焦虑增加，但仍可控

3 = 严重，停止强迫行为导致很明显焦虑且深感苦恼，或实施强迫行为期间焦虑很明显且深感苦恼

4 = 极重，停止强迫行为导致严重焦虑，致其不能做任何工作，或实施强迫行为期间严重焦虑致其不能做任何工作

9. **对抗强迫行为**

问：你对抗强迫行为的努力有多大？［仅评定对抗的努力程度，而不是真正或无法控制强迫观念。患者对抗强迫观念的努力程度与其控制症状的能力不一定相关。注意这个条目不是直接评定闯入性思维的严重程度，而是评定健康的一种表现，即患者对强迫症状是采取对抗的方法而不是回避或表现为强迫行为。因此，患者越是对抗，这部分的功能损害就越轻。如果强迫行为轻微，患者可能感到不需要抵抗它，此时应评0分］

0＝一直努力去对抗，或自感症状轻微不需要积极对抗

1＝大部分时间都试图对抗

2＝尽些努力去对抗

3＝屈从于所有的强迫行为，未试图控制，但仍有些不甘心

4＝完全屈从于所有的强迫行为

10. **对强迫行为的控制程度**

问：实施强迫行为的愿望有多大？（暂停）你对强迫行为的控制力如何？（与前述关于对抗的条目相比，患者对强迫行为的控制力与强迫行为的严重性密切相关）

0＝ 完全控制

1＝基本控制，实施强迫行为时会感受到压力，但一般能自觉控制

2＝部分控制，实施强迫行为时感受到较大压力，控制较困难

3＝很少控制，实施强迫行为的欲望很强，必须快点完成，推迟实施有困难

4＝无法控制，实施强迫行为的欲望非常强烈，完全不由自主，片刻不能推迟

FLY-BOCS 总分（1～10 项相加）：__________

患者姓名：______________________________ 日　期：________________

患者编号：______________________________ 评分员：________________

1	强迫思维花费时间	无 0	轻度 1	中度 2	严重 3	极重 4
1b	无强迫观念的间歇期（不计入总分）	无症状 0	长 1	中等长度 2	短 3	极短 4
2	强迫观念所致的影响	0	1	2	3	4
3	强迫观念造成的苦恼	0	1	2	3	4
4	对抗强迫观念	一直对抗 0	1	2	3	完全屈从 4
5	对强迫观念的控制程度	完全控制 0	基本控制 1	部分控制 2	很少控制 3	无法控制 4

强迫观念分量表（1～5 项相加）：__________

6	强迫行为花费时间	无症状 0	轻度 1	中度 2	严重 3	极重 4
6b	无强迫行为的间歇期（不计入总分）	无 0	长 1	中等长度 2	短 3	极短 4
7	强迫行为所致的影响	0	1	2	3	4
8	强迫行为导致的苦恼	0	1	2	3	4
9	对抗强迫行为	一直对抗 0	1	2	3	完全屈从 4
10	对强迫行为的控制程度	完全控制 0	基本控制 1	部分控制 2	很少控制 3	无法控制 4

强迫行为分量表（6～10 项相加）：__________

作者：Wayne K. Goodman，M. D.（佛罗里达大学医学院精神科）；Steven A. Rasmussen，M. D.，Lawrence H. Price，M. D.（布朗大学医学院精神科）。

（郭扬波译　马崔审定）

索 引

D

E

F

G

H

I

J

L

M

N

（卢玮聪摘译　江帆审定）

参考文献

1. Higgins ES. A review of unrecognized mental illness in primary care: prevalence, natural history, and efforts to change the course. *Arch Fam Med*. 1994, 3: 908 -917.
2. Sartorius N. Psychiatry in the framework of primary health care: a threat or boost to psychiatry? *Am J Psychiatry*. 1997, 154 (June suppl): 67 -72.
3. Kessler RC, McGonagle KA, Zhao S, et al. Lifetime and 12-month prevalence of DSM-Ⅲ-R psychiatric disorders in the United States: results from the National Comorbidity Survey. *Arch Gen Psychiatry*. 1994, 51: 8 -19.
4. Regier DA, Goldberg ID, Taube CA. The de facto US mental health services system: a public health perspective. *Arch Gen Psychiatry*. 1978, 35: 685 -693.
5. Schurman RA, Kramer PD, Mitchell JB. The hidden mental health network: treatment of mental illness by nonpsychiatrist physicians. *Arch Gen Psychiatry*. 1985, 42: 89 -94.
6. Sheikh JI. Anxiety disorders and their treatment. *Clin Geriatr Med*. 1992, 8: 411 - 426.
7. Sherbourne CD, Jackson CA, Meredith LS, Camp P, Wells KB. Prevalence of comorbid anxiety disorders in primary care outpatients. *Arch Fam Med*. 1996, 5: 27 -34.
8. Katon W, Vitaliano PP, Russo J, Cormier L, Anderson K, Jones M. Panic disorder: epidemiology in primary care. *J Fam Pract*. 1986, 23: 233 -239.
9. Weissman MM, Bland RC, Canino GJ, et al. The cross-national epidemiology of panic disorder. *Arch Gen Psychiatry*. 1997, 54: 305 -309.
10. Eaton WW, Kessler RC, Wittchen HU, Magee WJ. Panic and panic disorder in the United States. *Am J Psychiatry*. 1994, 151: 413 -420.
11. Hirschfeld RMA. Panic disorder: diagnosis, epidemiology, and clinical course. *J Clin Psychiatry*. 1996, 57 (suppl 10): 3 -8.
12. American Psychiatric Association. Practice guideline for the treatment of patients with panic disorder. *Am J Psychiatry*. 1998, 155 (May suppl): 1 -34.
13. American Psychiatric Association. *Diagnostic and Statistical Manual of Mental Disorders*. 4th ed. Washington, DC: American Psychiatric Association; 1994.
14. Gorman JM, Coplan JD. Comorbidity of depression and panic disorder. *J Clin Psychiatry*. 1996, 57 (suppl 10): 34 -41.
15. Johnson MR, Lydiard RB, Ballenger JC. Panic disorder: pathophysiology and treatment.

Drugs. 1995, 49: 328 - 344.
16. Krystal JH, Deutsch DN, Charney DS. The biological basis of panic disorder. *J Clin Psychiatry*. 1996, 57 (suppl 10): 23 - 31.
17. Taylor CB. Treatment of anxiety disorders. In: Schatzberg AF, Nemeroff CB, eds. *Textbook of Psychopharmacology*. 2nd ed. Washington, DC: American Psychiatric Press Inc. 1998, 775 - 789.
18. Katon W. Panic disorder: relationship to high medical utilization, unexplained physical symptoms, and medical costs. *J Clin Psychiatry*. 1996, 47 (suppl 10): 11 - 18.
19. Shear MK. Psychotherapy for panic disorder. *Psychiatr Q*. 1995, 66: 321 - 328.
20. Coplan JD, Pine DS, Papp LA, Gorman JM. An algorithm-oriented treatment approach for panic disorder. *Psychiatric Ann*. 1996, 26: 192 - 201.
21. Elliott RL. Panic disorder in primary care. *Prim Psychiatry*. 1995 (September): 52 - 59.
22. Ballenger JC, Wheadon DE, Steiner M, Bushnell W, Gergel IP. Double-blind, fixed-dose, placebo-controlled study of paroxetine in the treatment of panic disorder. *Am J Psychiatry*. 1998, 155: 36 - 42.
23. Black DW, Wesner R, Bowers W, Gabel J. A comparison of fluvoxamine, cognitive the-rapy, and placebo in the treatment of panic disorder. *Arch Gen Psychiatry*. 1993, 50: 44 - 50.
24. Boyer W. Serotonin uptake inhibitors are superior to imipramine and alprazolam in alleviating panic attacks: a meta-analysis. *Int Clin Psychopharmacol*. 1995, 10: 45 - 49.
25. DeVane CL. The place of selective serotonin reuptake inhibitors in the treatment of panic disorder. *Pharmacotherapy*. 1997, 17: 282 - 292.
26. Gunasekara NS, Noble S, Benfield P. Paroxetine: an update of its pharmacology and therapeutic use in depression and a review of its use in other disorders. *Drugs*. 1998, 55: 85 - 120.
27. Sheehan DV, Harnett-Sheehan K. The role of SSRIs in panic disorder. *J Clin Psychiatry*. 1996, 57 (suppl 10): 51 - 58.
28. Rasmussen SA, Eisen JL. The epidemiology and differential diagnosis of obsessive-compulsive disorder. *J Clin Psychiatry*. 1994, 55 (suppl 10): 5 - 10.
29. Jenike MA. Obsessive-compulsive and related disorders: a hidden epidemic. *N Engl J Med*. 1989; 321: 539 - 541.
30. Zetin M, Kramer MA. Obsessive-compulsive disorder. *Hosp Commun Psychiatry*. 1992, 43: 689 - 699.
31. Karno M, Golding JM, Sorenson SB, Burnam MA. The epidemiology of obsessive-compulsive disorder in five US communities. *Arch Gen Psychiatry*. 1988, 45: 1094 - 1099.
32. Stein MB, Uhde TW. Biology of anxiety disorders. In: Schatzberg AF, Nemeroff CB, eds. *Textbook of Psychopharmacology*. 2nd ed. Washington, DC: American Psychiatric Press Inc. 1998, 609 - 628.
33. Pigott TA. OCD: where the serotonin selectivity story begins. *J Clin Psychiatry*. 1996,

57 (suppl 6): 11 -20.
34. Sichel DA, Cohen LS, Dimmock JA, Rosenbaum JF. Postpartum obsessive-compulsive disorder: a case series. *J Clin Psychiatry*. 1993, 54: 156 -159.
35. Kim SW, Dysken MW, Kuskowski M. The Yale-Brown Obsessive-compulsive Scale: a reliability and validity study. *Psychiatry Res*. 1990, 34: 99 -106.
36. Baer L. Behavior therapy for obsessive-compulsive disorder in the office-based practice. *J Clin Psychiatry*. 1993, 54 (suppl 6): 10 -15.
37. Goodman WK, McDougle CJ, Barr LC, Aronson SC, Price LH. Biological approaches to treatment-resistant obsessive-compulsive disorder. *J Clin Psychiatry*. 1993, 54 (suppl 6): 16 -26.
38. Jefferson JW, Greist JH. The pharmacotherapy of obsessive-compulsive disorder. *Psychiatric Ann*. 1996, 26: 202 -209.
39. March JS, Frances A, Carpenter D, Kahn DA. Treatment of obsessive-compulsive disorder. Expert Consensus Guidelines Series. *J Clin Psychiatry*. 1997, 58 (suppl 4): 3 -72.
40. The Clomipramine Collaborative Study Group. Clomipramine in the treatment of patients with obsessive-compulsive disorder. *Arch Gen Psychiatry*. 1991, 48: 730 -738.
41. Katz RJ, DeVeaugh-Geiss J, Landau P. Clomipramine in obsessive-compulsive disorder. *Biol Psychiatry*. 1990, 28: 401 -414.
42. Pigott TA, Pato MT, Bernstein SE, et al. Controlled comparisons of clomipramine and fluoxetine in the treatment of obsessive-compulsive disorder. *Arch Gen Psychiatry*. 1990, 47: 926 -932.
43. Steiner M, Bushnell WP, Gergel I, Wheadon DE. Long-term treatment and prevention of relapse of obsessive-compulsive disorder with paroxetine. Presented at American Psychiatric Association Annual Meeting; May 1995; Miami, FL.
44. Helzer JE, Robins LN, McEvoy L. Posttraumatic stress disorder in the general population: findings of the Epidemiologic Catchment Area Survey. *N Engl J Med*. 1987, 317: 1630 -1634.
45. Kessler RC, Sonnega A, Bromet E, Hughes M, Nelson CB. Post-traumatic stress disorder in the National Comorbidity Survey. *Arch Gen Psychiatry*. 1995, 52: 1048 -1060.
46. Bremner JD, Southwick SM, Darnell A, Charney DS. Chronic PTSD in Vietnam combat veterans: course of illness and substance abuse. *Am J Psychiatry*. 1996, 153: 369 -375.
47. Deering CG, Glover SG, Ready D, Eddleman HC, Alarcon RD. Unique patterns of comorbidity in posttraumatic stress disorder from different sources of trauma. *Compr Psychiatry*. 1996, 37: 336 -346.
48. Marshall RD, Stein DJ, Liebowitz MR, Yehuda R. A pharmacotherapy algorithm in the treatment of posttraumatic stress disorder. *Psychiatr Ann*. 1996, 26: 217 -226.
49. Orsillo SM, Heimberg RG, Huster HR, Garrett J. Social anxiety disorder and PTSD in Vietnam veterans. *J Trauma Stress*. 1996, 9: 235 -252.
50. Charney DS, Deutch AY, Krystal JH, Southwick SM, Davis M. Psychobiologic mechanisms of posttraumatic stress disorder. *Arch Gen Psychiatry*. 1993, 50: 294 -305.

51. Marmar CR, Schoenfeld F, Weiss DS, et al. Open trial of fluvoxamine treatment for combat-related posttraumatic stress disorder. *J Clin Psychiatry.* 1996, 57 (suppl 8): 66 -72.
52. Bremner JD, Licinio J, Darnell A, et al. Elevated CSF corticotropin-releasing factor concentrations in posttraumatic stress disorder. *Am J Psychiatry.* 1997, 154: 624 -629.
53. Gaston L, Brunet A, Koszycki D, Bradwejn J. MMPI profiles of acute and chronic PTSD in a civilian sample. *J Trauma Stress.* 1996, 9: 817 - 832.
54. Solomon SD, Gerrity ET, Muff AM. Efficacy of treatments for posttraumatic stress disorder: an empirical review. *JAMA.* 1992, 268: 633 -638.
55. van der Kolk BA, Dreyfuss D, Michaels M, et al. Fluoxetine in posttraumatic stress disorder. *J Clin Psychiatry.* 1994, 55: 517 -522.
56. Rothbaum BO, Ninan PT, Thomas L. Sertraline in the treatment of rape victims with posttraumatic stress disorder. *J Trauma Stress.* 1996, 9: 865 -871.
57. Hertzberg MA, Feldman ME, Beckham JC, Davidson JRT. Trial of trazodone for posttraumatic stress disorder using a multiple baseline group design. *J Clin Psychopharmacol.* 1996, 16: 294 -298.
58. Kosten TR, Frank JB, Dan E, McDougle CJ, Giller EL Jr. Pharmacotherapy for posttraumatic stress disorder using phenelzine or imipramine. *J Nerv Ment Dis*, 1991, 179: 366 -370.
59. Ford N. The use of anticonvulsants in posttraumatic stress disorder: case study and overview. *J Trauma Stress.* 1996, 9: 857 -863.
60. Wittchen H-U, Zhao S, Kessler RC, Eaton WW. DSM-III-R generalized anxiety disorder in the National Comorbidity Survey. *Arch Gen Psychiatry.* 1994, 51: 355 -364.
61. Rickels K, Schweizer E. The treatment of generalized anxiety disorder in patients with depressive symptomatology. *J Clin Psychiatry.* 1993, 54 (suppl 1): 20 -23.
62. Brawman-Mintzer O, Lydiard RB. Biological basis of generalized anxiety disorder. *J Clin Psychiatry.* 1997, 58 (suppl 3): 16 -25.
63. Mancuso DM, Townsend MH, Mercante DE. Long-term follow-up of generalized anxiety disorder. *Compr Psychiatry.* 1993, 34: 441 -446.
64. Thompson PM. Generalized anxiety disorder treatment algorithm. *Psychiatr Ann.* 1996, 26: 227 -232.
65. Rocca P, Fonzo V, Scotta M, Zaralda E, Ravizza L. Paroxetine efficacy in the treatment of generalized anxiety disorder. *Acta Psychiatr Scand.* 1997, 95: 444 -450.
66. Schweizer E, Rickels K. Strategies for treatment of generalized anxiety disorder in the primary care setting. *J Clin Psychiatry.* 1997, 58 (suppl 3): 27 -31.
67. Nunes EV, McGrath PJ, Quitkin FM. Treating anxiety in patients with alcoholism. *J Clin Psychiatry.* 1995, 56 (suppl 2): 3 -9.
68. Rickels K, Downing R, Schweizer E, Hassman H. Antidepressants for the treatment of generalized anxiety disorder: a placebo-controlled comparison of imipramine, trazodone, and diazepam. *Arch Gen Psychiatry.* 1993, 50: 884 -895.

69. Hoehn-Saric R, McLeod DR, Zimmerli WD. Differential effects of alprazolam and imipramine in generalized anxiety disorder: somatic versus psychic symptoms. *J Clin Psychiatry.* 1988, 49: 293 – 301.

70. Gammans RE, Stringfellow JC, Hvizdos AJ, et al. Use of buspirone in patients with generalized anxiety disorder and coexisting depressive symptoms. *Pharmacopsychiatry.* 1992, 25: 193 – 201.

71. Marshall RD, Schneier FR. An algorithm for the pharmacotherapy of social anxiety disorder. *Psychiatric Ann.* 1996, 26: 210 – 216.

72. Davidson JRT, Hughes DC, George LK, Blazer DG. The boundary of social anxiety disorder: exploring the threshold. *Arch Gen Psychiatry.* 1994, 51: 975 – 983.

73. Weiller E, Bisserbe J-C, Boyer P, Lepine J-P, Lecrubier Y. Social anxiety disorder in general health care: an unrecognized, undertreated, disabling disorder. *Br J Psychiatry.* 1996, 168: 169 – 174.

74. Kessler RC, Stein MB, Berglund P. Social anxiety disorder subtypes in the National Comorbidity Survey. *Am J Psychiatry.* 1998, 155: 613 – 619.

75. Hirschfeld RMA. The impact of health care reform on social anxiety disorder. *J Clin Psychiatry.* 1995, 56 (suppl 5): 13 – 17.

76. Fyer AJ. Heritability of social anxiety: a brief review. *J Clin Psychiatry.* 1993, 54 (suppl 12): 10 – 12.

77. Davidson JRT, Krishnan KRR, Charles HC, et al. Magnetic resonance spectroscopy in social anxiety disorder: preliminary findings. *J Clin Psychiatry.* 1993, 54 (suppl 12): 19 – 25.

78. Schneier FR, Johnson J, Hornig CD, et al. Social anxiety disorder: comorbidity and morbidity in an epidemiologic sample. *Arch Gen Psychiatry.* 1992, 49: 282 – 288.

79. Greist JH. The diagnosis of social anxiety disorder. *J Clin Psychiatry.* 1995, 56 (suppl 5): 5 – 12.

80. Liebowitz MR. Pharmacotherapy of social anxiety disorder. *J Clin Psychiatry.* 1993, 54 (suppl 12): 31 – 35.

81. Marks IM, Mathews AM. Brief standard self-rating for phobic patients. *Behav Res Ther.* 1979, 17: 263 – 267.

82. Mancini C, Van Ameringen M. Paroxetine in social anxiety disorder. *J Clin Psychiatry.* 1996, 57: 519 – 522.

83. Stein MB, Liebowitz MR, Lydiard RB, Pitts CD, Bushnell W, Gergee I. Paroxetine treatment of generalized social anxiety disorder: a randomized, double-blind, placebo-controlled study. *JAMA.* 1998, 280: 708 – 713.

84. Stein MB, Chattier MJ, Hazen AL. Paroxetine in the treatment of generalized social anxiety disorder: open-label treatment and double-blind, placebo-controlled discontinuation. *J Clin Psychopharmacol.* 1996, 16: 218 – 222.

85. Van Ameringen M, Mancini C, Streiner DL. Fluoxetine efficacy in social anxiety disorder. *J Clin Psychiatry.* 1993, 54: 27 – 32.

86. Liebowitz MR, Schneier F, Campeas R, et al. Phenelzine vs atenolol in social anxiety disorder: a placebo-controlled comparison. *Arch Gen Psychiatry*. 1992, 49: 290 –300.
87. Davidson JRT, Tupler LA, Potts NLS. Treatment of social anxiety disorder with benzodiazepines. *J Clin Psychiatry*. 1994, 55 (suppl 6): 28 –32.
88. Simon GE, VonKorff M, Barlow W. Health care costs of primary care patients with recognized depression. *Arch Gen Psychiatry*. 1995, 52: 850 –856.
89. Unützer J, Patrick DL, Simon G, et al. Depressive symptoms and the cost of health services in HMO patients aged 65 years and older: a 4-year prospective study. *JAMA*. 1997, 277: 1618 –1623.
90. Depression Guideline Panel. *Depression in Primary Care: Volume* 1. *Treatment of Major Depression. Clinical Practice Guideline, Number 5* . Rockville, MD: US Department of Health and Human Services, Public Health Service, Agency for Health Care Policy and Research. AHCPR Publication No 93 –0551. April 1993.
91. Hirschfeld RMA, Keller MB, Panico S, et al. The National Depressive and Manic-Depressive Association consensus statement on the under-treatment of depression. *JAMA*. 1997, 277: 333 –340.
92. Katon W, Schulberg H. Epidemiology of depression in primary care. *Gen Hosp Psychiatry*. 1992, 14: 237 –247.
93. American Psychiatric Association. Practice guideline for major depressive disorder in adults. *Am J Psychiatry*. 1993, 150 (April suppl): 1 –26.
94. Musselman DL, DeBattista C, Nathan KI, Kitts CD, Schatzberg AF, Nemeroff CB. Biology of mood disorders. In: Schatzberg AF, Nemeroff CB, eds. *Textbook of Psychopharmacology*. 2nd ed. Washington, DC: American Psychiatric Press Inc. 1998, 549 –588.
95. Nemeroff CB. The neurobiology of depression. *Sci Am*. 1998, June: 43 – 49.
96. DeWester JN. Recognizing and treating the patient with somatic manifestations of depression. *J Fam Pract*. 1996, 43 (suppl): S3 –S15.
97. Gerber PE, Barrett JE, Barrett JA, et al. The relationship of presenting physical complaints to depressive symptoms in primary care patients. *J Gen Intern Med*. 1992, 7: 170 –173.
98. Lyness JM, Noel TK, Cox C, King DA, Conwell Y, Caine ED. Screening for depression in elderly primary care patients: a comparison of the Center for Epidemiologic Studies-Depression Scale and the Geriatric Depression Scale. *Arch Intern Med*. 1997, 157: 449 –454.
99. Mulrow CD, Williams JW Jr, Gerety MB, Ramirez G, Montiel OM, Kerber C. Case-finding instruments for depression in primary care settings. *Ann Intern Med*. 1995, 122: 913 –921.
100. Spitzer RL, Williams JBW, Kroenke K, et al. Utility of a new procedure for diagnosing mental disorders in primary care: the PRIME-MS 1000 study. *JAMA*. 1994, 272: 1749 –1756.
101. Hirschfeld RMA, Russell JM. Assessment and treatment of suicidal patients. *N Engl J Med*. 1997, 337: 910 –915.
102. Evans DA, Staab J, Ward H, et al. Depression in the medically ill: management consid-

erations. *Depression and Anxiety*. 1996/1997, 4: 199 - 208.

103. Charney DS, Berman RM, Miller HL. Treatment of depression. In: Schatzberg AF, Nemeroff CB, eds. *Textbook of Psychopharmacology*. 2nd ed. Washington, DC: American Psychiatric Press Inc; 1998: 705 - 731.

104. Depression Guideline Panel. *Depression in Primary Care: Volume 2. Treatment of Major Depression. Clinical Practice Guideline, Number5* . Rockville, MD: US Department of Health and Human Services, Public Health Service, Agency for Health Care Policy and Research. AHCPR Publication No 93 - 0551. April 1993.

105. Quitkin FM, McGrath PJ, Stewart JW, et al. Chronologic milestones to guide drug change: when should clinicians switch antidepressants? *Arch Gen Psychiatry*. 1996, 53: 785 - 792.

106. Rush AJ. Depression in primary care: detection, diagnosis, and treatment. *Am Fam Physician*. 1993, 47: 1776 - 1788.

107. Committee on Adolescent Health Care. ACOG committee opinion. Prevention of ado-lescent suicide. *Int J Gynaecol Obstet*. 1997, 60: 83 - 85.

108. Bostic JQ, Wilens T, Spencer T, Biederman J. Juvenile mood disorders and office pharmacology. *Pediatr Clin North Am*. 1997, 44: 1487 - 1503.

109. Kovacs M, Devlin B. Internalizing disorders in childhood. *J Child Psychol Psychiatry*. 1998, 39: 47 - 63.

110. Post D, Carr C, Weigand J. Teenagers: mental health and psychological issues. *Prim Care*. 1998, 25: 181 - 192.

111. Keller MB, Ryan ND, Birmaher B, et al. *Paroxetine and imipramine in the treatment of adolescent depression*. Presented at American Psychiatric Association Annual Meeting, May 30-June 4, 1998, Toronto, Ontario, Canada.

112. Reynolds CF III, Zubenko GS, Pollock BG, et al. Depression in late life. *Curr Opin Psychiatry*. 1994, 7: 18 - 21.

113. Koenig HG, George LK, Meador KG. Use of antidepressants by nonpsychiatrists in the treatment of medically ill hospitalized depressed elderly patients. *Am J Psychiatry*. 1997, 154: 1369 - 1375.

114. Penninx BWJH, Guralnik JM, Ferrucci L, Simonsick EM, Deeg DJH, Wallace RB. Depressive symptoms and physical decline in community-dwelling older persons. *JAMA*. 1998, 279: 1720 - 1726.

115. Pitts CD, Morton NH, Goodwin W, Gergel IP. Paroxetine in the treatment of depression in elderly patients (abstract). Presented at American Psychiatric Association Annual Meeting, May 30 - June 4, 1998, Toronto, Ontario, Canada.

116. Ferentz KS. Recognizing and treating dysthymia in the primary care patient. In: Ferentz KS, ed. *Depression in the primary care patient*. Minneapolis, MN: Healthcare Information Programs, McGraw Hill Healthcare Publications Group, 1995, December: 13 - 20 (Postgraduate Medicine Special Report).

117. American Psychiatric Association. Practice guideline for the treatment of patients with bipolar disorder. *Am J Psychiatry*. 1994, 151 (December suppl): 1 -36.
118. Gelenberg AJ, Hopkins HS. Report on efficacy of treatments for bipolar disorder. *Psychopharmacol Bull*. 1993, 29: 447 -456.
119. Kahn DA, Carpenter D, Docherty JP, Frances A. Treatment of bipolar disorder. Expert Consensus Guidelines Series. *J Clin Psychiatry*. 1996, 57 (suppl 12A): 1 -88.
120. Dubovsky SL, Buzan RD. Novel alternatives and supplements to lithium and anticonvulsants for bipolar affective disorders. *J Clin Psychiatry*. 1997, 58: 224 -242.
121. Sachs GS. Treatment-resistant bipolar depression. *Psychiatr Clin North Am*. 1996, 19: 215 -236.
122. Schou M. Forty years of lithium treatment. *Arch Gen Psychiatry*. 1997, 54: 9 -13.
123. Srisurapanont M, Yatham LN, Zis AP. Treatment of acute bipolar depression: a review of the literature. *Can J Psychiatry*. 1995, 40: 533 -544.
124. Kalin NH. Management of the depressive component of bipolar disorder. *Depression and Anxiety*. 1996/1997, 4: 190 -198.
125. Altshuler LL, Post RM, Leverich GS, Mikalauskas K, Rosoff A, Ackerman L. Antidepressant-induced mania and cycle acceleration: a controversy revisited. *Am J Psychiatry*. 1995, 152: 1130 -1138.
126. Wehr TA, Goodwin FK. Can antidepressants cause mania and worsen the course of affective illness? *Am J Psychiatry*. 1987, 144: 1403 -1411.
127. Stoll AL, Mayer PV, Kolbrener M, et al. Antidepressant-associated mania: a controlled comparison with spontaneous mania. *Am J Psychiatry*. 1994, 151: 1642 -1645.
128. Bowden CL. Treatment of bipolar disorder. In: Schatzberg AF, Nemeroff CB, eds. *Textbook of Psychopharmacology*. 2nd ed. Washington, DC: American Psychiatric Press Inc. 1998, 733 -745.
129. Simon GE, VonKorff M. Prevalence, burden, and treatment of insomnia in primary care. *Am J Psychiatry*. 1997, 154: 1417 -1423.
130. Kupfer DJ, Reynolds CF III. Management of insomnia. *N Engl J Med*. 1997, 336: 341 -346.
131. Farney RJ, Walker. JM. Office management of common sleep-wake disorders. *Med Clin North Am*. 1995, 79: 391 -414.
132. Morin CM, Culbert JP, Schwartz SM. Nonpharmacological interventions for insomnia: a meta-analysis of treatment efficacy. *Am J Psychiatry*. 1994, 151: 1172 -1180.
133. Grad RM. Benzodiazepines for insomnia in community-dwelling elderly: a review of benefit and risk. *J Fam Pract*. 1995, 41: 473 -481.
134. Gureje O, Simon GE, Ustun TB, Goldberg DP. Somatization in cross-cultural perspective: a World Health Organization study in primary care. *Am J Psychiatry*. 1997, 154: 989 -995.
135. Kroenke K, Spitzer RL, Williams JBW, et al. Physical symptoms in primary care: predictors

of psychiatric disorders and functional impairment. *Arch Fam Med*. 1994, 3: 774-779.
136. Simon GE, VonKorff M. Somatization and psychiatric disorder in the NIMH Epidemiologic Catchment Area study. *Am J Psychiatry*. 1991, 148: 1494-1500.
137. Margo KL, Margo GM. The problem of somatization in family practice. *Am Fam Physician*. 1994, 49: 1873-1879.
138. Simon GE. Psychiatric disorder and functional somatic symptoms as predictors of health care use. *Psychiatr Med*. 1992, 10: 49-59.
139. Othmer E, DeSouza C. A screening test for somatization disorder. *Am J Psychiatry*. 1985, 142: 1146-1149.
140. Smith GR Jr, Rost K, Kashner TM. A trial of the effect of a standardized psychia-tric consultation on health outcomes and costs in somatizing patients. *Arch Gen Psychiatry*. 1995, 52: 238-243.
141. Fleming MF, Barry KL, Manwell LB, Johnson K, London R. Brief physician advice for problem alcohol drinkers: a randomized controlled trial in community-based primary care practices. *JAMA*. 1997, 277: 1039-1045.
142. Fink A, Hays RD, Moore AA, Beck JC. Alcohol-related problems in older persons: determinants, consequences, and screening. *Arch Intern Med*. 1996, 156: 1150-1156.
143. Robins LN, Heizer JE, Weissman MM, et al. Lifetime prevalence of specific psychiatric disorders in three sites. *Arch Gen Psychiatry*. 1984, 41: 949-958.
144. Cornish JW, McNicholas LF, O'Brien CP. Treatment of substance-related disorders. In: Schatzberg AF, Nemeroff O'B, eds. *Textbook of Psychopharmacology*. 2nd ed. Washington, DC: American Psychiatric Press Inc. 1998: 851-867.
145. Kessler RC, Crum RM, Warner LA, Nelson CB, Schulenber J, Anthony JC. Lifetime co-occurrence of DSM-III-R alcohol abuse and dependence with other psychiatric disorders in the National Comorbidity Survey. *Arch Gen Psychiatry*. 1997, 54: 313-321.
146. Meyer RE, Berger SP. Biology of psychoactive substance dependence disorders: cocaine, opiates, and ethanol. In: Schatzberg AF, Nemeroff CB, eds. *Textbook of Psychopharmacology*. 2nd ed. Washington, DC: American Psychiatric Press Inc, 1998, 649-671.
147. Skinner MH, Thompson DA. Pharmacologic considerations in the treatment of substance abuse. *South Med J*. 1992, 85: 1207-1219.
148. Ewing JA. Detecting alcoholism: the CAGE questionnaire. *JAMA*. 1984, 252: 1905-1907.
149. Selzer ML. The Michigan Alcoholism Screening Test: the quest for a new diagnostic instrument. *Am J Psychiatry*. 1971, 127: 1653-1658.
150. Isaacson JH, Butler R, Zacharek M, Tzelepis A. Screening with the Alcohol Use Disorders Identification Test (AUDIT) in an inner-city population. *J Gen Intern Med*. 1994, 9: 550-553.
151. Hoeksema HL, de Bock GH. The value of laboratory tests for the screening and re-cognition of alcohol abuse in primary care patients. *J Fam Pract*. 1993, 37: 268-276.

152. Miller NS. Pharmacotherapy in alcoholism. *J Addict Dis*. 1995, 12: 23 -46.
153. Volpicelli JR, Alterman AI, Hayashida M, O'Brien CP. Naltrexone in the treatment of alcohol dependence. *Arch Gen Psychiatry*. 1992, 49: 876 -880.
154. Tutton CS, Crayton JW. Current pharmacotherapies for cocaine abuse: a review. *J Addict Dis*. 1993, 12: 109 -127.
155. Das G. Cocaine abuse in North America: a milestone in history. *J Clin Pharmacol*. 1993, 33: 296 -310.
156. Kiyatkin EA. Dopamine mechanisms of cocaine addiction. *Int J Neurosci*. 1994, 78: 75 -101.
157. Warner EA. Cocaine abuse. *Ann Intern Med*. 1993, 119: 226 -235.
158. Bartecchi CE, MacKenzie TD, Schrier RW. The human costs of tobacco use (first of two parts). *N Engl J Med*. 1994, 330: 907 -912.
159. Benowitz NL. Cigarette smoking and nicotine addiction. *Med Clin North Am*. 1992, 76: 415 -437.
160. Henningfield JE. Nicotine medications for smoking cessation. *N Engl J Med*. 1995, 333: 1196 -1203.
161. Anonymous. Medical care expenditures attributable to cigarette smoking-United States, 1993. *MMWR Morbid Mortal Wkly Rep*. 1994, 43: 469 -472.
162. Fiore MC, Bailey WC, Cohen SJ, et al. *Smoking Cessation. Clinical Practice Guideline Number 18* . Rockville, MD: US Department of Health and Human Services, Public Health Service, Agency for Health Care Policy and Research. AHCPR publication No 96 -0692. April 1996.
163. Abramowicz M, ed. Bupropion (Zyban) for smoking cessation. *Med Letter*. 1997, 39: 77 -78.
164. O'Connor PG, Carroll KM, Shi JM, Schottenfeld RS, Kosten TR, Rounsaville BJ. Three methods of opioid detoxification in a primary care setting. *Ann Intern Med*. 1997, 127: 526 -530.
165. Advokat C, Kutlesic V. Pharmacotherapy of the eating disorders: a commentary. *Neurosci Biobehav Rev*. 1995, 19: 59 -66.
166. Shisslak CM, Crago M, Estes LS. The spectrum of eating disturbances. *Int J Eat Disord*. 1995, 18: 209 -219.
167. Casper RC. Biology of eating disorders. In: Schatzberg AF, Nemeroff CB, eds. *Textbook of Psychopharmacology*. 2nd ed. Washington, DC: American Psychiatric Press Inc. 1998: 673 -689.
168. American Psychiatric Association. Practice guideline for eating disorders. *Am J Psychiatry*. 1993, 150: 212 -228.
169. Brewerton TD. Toward a unified theory of serotonin dysregulation in eating and related disorders. *Psychoneuroendocrinology*. 1995, 20: 561 -590.
170. Walsh BT, Devlin MJ. The pharmacologic treatment of eating disorders. *Psychiatr Clin

North Am. 1992, 15: 149 - 160.

171. Keel PK, Mitchell JE. Outcome in bulimia nervosa. *Am J Psychiatry*. 1997, 154: 313 - 321.

172. Walsh BT, Wilson GT, Loeb KL, et al. Medication and psychotherapy in the treatment of bulimia nervosa. *Am J Psychiatry*. 1997, 154: 523 - 531.

173. Hughes PL, Wells LA, Cunningham CJ, Ilstrup DM. Treating bulimia with desipramine: a double-blind, placebo-controlled study. *Arch Gen Psychiatry*. 1986, 43: 182 - 186.

174. Fluoxetine Bulimia Nervosa Collaborative Study Group. Fluoxetine in the treatment of bulimia nervosa: a multicenter, placebo-controlled, double-blind trial. *Arch Gen Psychiatry*. 1992, 49: 139 - 147.

175. Keefover RW. The clinical epidemiology of Alzheimer's disease. *Neurol Clin*. 1996, 14: 337 - 351.

176. Raskind MA. Management of late-life depression and the noncognitive behavioral disturbances of Alzheimer's disease. *Psychiatr Clin North Am*. 1993, 16: 815-827.

177. Small GW. Treatment of Alzheimer's disease: current approaches and promising developments. *Am J Med*. 1998, 104 (suppl 4A): 32S - 38S.

178. American Psychiatric Association. Practice guideline for the treatment of patients with Alzheimer's disease and other dementias of late life. *Am J Psychiatry*. 1997, 154 (May suppl): 1 - 39.

179. Evans DA, Funkenstein HH, Albert MS, et al. Prevalence of Alzheimer's disease in a community population of older persons: higher than previously reported. *JAMA*. 1989, 262: 2551 - 2556.

180. Cohen GD. Management of Alzheimer's disease. *Adv Intern Med*. 1995, 40: 31 - 67.

181. Salib E, Hillier V. A case-control study of smoking and Alzheimer's disease. *Int J. Geriatr Psychiatry*. 1997, 12: 295 - 300.

182. Sandson TA, Sperling RA, Price BH. Alzheimer's disease: an update. *Compr Ther*. 1995, 21: 480 - 485.

183. Small, GW. Neuroimaging and genetic assessment for early detection of Alzheimer's disease. *J Clin Psychiatry*. 1996, 57 (suppl 14): 9 - 13.

184. Schneider LS, Tariot PN. Emerging drugs for Alzheimer's disease: mechanisms of action and prospects for cognitive-enhancing medications. *Med Clin North Am*. 1994, 78: 911 - 934.

185. Raskind MA, Peskind ER. Treatment of noncognitive symptoms in Alzheimer's disease and other dementias. In: Schatzberg AF, Nemeroff CB, eds. *Textbook of Psychopharmacology*. 2nd ed. Washington, DC: American Psychiatric Press Inc, 1998, 791 - 801.

186. McKhann G, Drachman D, Folstein M, Katzman R, Price D, Stadlan EM. Clinical diagnosis of Alzheimer's disease: report of the NINCDS-ADRDA Work Group under the auspices of the Department of Health and Human Services Task Force on Alzheimer's disease. *Neurology*. 1984, 34: 939 - 944.

187. de la Monte SM, Ghanbari K, Frey WH, et al. Characterization of the ADFC-NTP cDNA expression in Alzheimer's disease and measurement of a 41-KD protein in cerebrospinal fluid. *J Clin Invest.* 1997, 100: 3093 - 3104.

188. Knopman DS. The initial recognition and diagnosis of dementia. *Am J Med.* 1998, 104 (suppl 4A): 2S - 12S.

189. Folstein M, Folstein S, McHugh PR. Mini-Mental State: a practical method for grading the cognitive state of patients for the clinician. *J Psychiatr Res.* 1975, 12: 189 - 198.

190. Blessed G, Tomlinson BE, Roth M. The association between quantitative measures of dementia and of senile change in the cerebral grey matter of elderly subjects. *Br J Psychiatry.* 1968, 114: 797 - 811.

191. Pfeiffer E. A short, portable mental status questionnaire for the assessment of organic brain deficit in elderly patients. *J Am Geriatr Soc.* 1975, 23: 433 - 441.

192. Peskind ER. Question and answer session. In: Clinical developments in Alzheimer's disease. *J Clin Psychiatry.* 1996, 57 (suppl 14): 39 - 44.

193. Sky AJ, Grossberg GT. The use of psychotropic medication in the management of problem behaviors in the patient with Alzheimer's disease. *Med Clin North Am.* 1994, 78: 811 - 822.

194. Schneider LS. New therapeutic approaches to Alzheimer's disease. *J Clin Psychiatry.* 1996, 57 (suppl 14): 30 - 36.

195. Schneider LS, Pollock VE, Lyness SA. A meta-analysis of controlled trials of neuroleptic treatment in dementia. *J Am Geriatr Soc.* 1990, 38: 553 - 563.

196. Alexopoulos GS. The treatment of depressed demented patients. *J Clin Psychiatry.* 1996, 57 (suppl 14): 14 - 20.

197. Gleason RP. Schneider LS. Carbamazepine treatment of agitation in Alzheimer's outpatients refractory to neuroleptics. *J Clin Psychiatry.* 1990, 51: 115 - 118.

198. Lemke MR. Effect of carbamazepine on agitation in Alzheimer's inpatients refractory to neuroleptics. *J Clin Psychiatry.* 1995, 56: 354 - 357.

199. Tariot PN, Erb R, Leibovici A, et al. Carbamazepine treatment of agitation in nursing home patients with dementia: a preliminary study. *J Am Geriatr Soc.* 1994, 42: 1160 - 1166.

200. Mellow AM. Solano-Lopez C, Davis S. Sodium valproate in the treatment of behavioral disturbance in dementia. *J Geriatr Psychiatry Neurol.* 1993, 6: 205 - 209.

201. Tariot PN. Treatment strategies for agitation and psychosis in dementia *J. Clin Psychiatry.* 1996, 57 (suppl 14): 21 - 29.

202. Knable MB. Kleinman JE, Weinberger DR. Neurobiology of schizophrenia. In: Schatzberg AF, Nemeroff CB, eds. *Textbook of Psychopharmacology.* 2nd ed. Washington, DC: American Psychiatric Press Inc, 1998, 589 - 607.

203. American Psychiatric Association. Practice guideline for the treatment of patients with schizophrenia. *Am J Psychiatry.* 1997, 154 (suppl): 1 - 63.

204. Kapur S, Remington G. Serotonin-dopamine, interaction and its relevance to schizophre-

nia. *Am J Psychiatry*. 1996, 153: 466 -476.

205. Keith SJ. Pharmacologic advances in the treatment of schizophrenia (editorial). *N Engl J Med* 1997, 337: 851 -852.

206. Buckley PE, Meltzer HY. Treatment of schizophrenia. In: Schatzberg AF, Neme-roff CB, eds. *Textbook of Psychopharmacology*. 1st ed. Washington. DC: American Psychiatric Press Inc. 1995, 615 -639.

207. Meltzer HY, Fatemi SH. Treatment of schizophrenia. In: Schatzberg AF, Nemeroff CB, eds. *Textbook of Psychopharmacology*. 2nd ed. Washington, DC: American Psychiatric Press Inc. 1998, 747 -774.

208. Falloon IRH, Boyd JL, McGill CW, et al. Family management in the prevention of morbidity of schizophrenia. *Arch Gen Psychiatry*. 1985, 42: 887 -896.

209. McEvoy JP, Weiden PJ, Smith TE, Carpenter D, Kahn DA, Frances A. Treatment of schizophrenia. Expert Consensus Guidelines Series. *J Clin Psychiatry*. 1996, 57 (suppl 12B): 1 -58.

210. Meltzer HY, Lee MA, Ranjan R. Recent advances in the pharmacotherapy of schizo-phrenia. *Acta Psychiatr Scand*. 1994, 90 (suppl 384): 95 -101.

211. Potter WZ, Majni HK, Rudorfer MV. Tricyclics and tetracylics. In: Schatzberg AF, Nemeroff CB, eds. *Textbook of Psychopharmacology*. 1st ed. Washington, DC: American Psychiatric Press Inc. 1995, 141 -160.

212. Schatzberg AF, Cole JO, DeBattista D. *Manual of Clinical Psychopharmacology*. 3rd ed. Washington, DC: American Psychiatric Press Inc, 1997.

213. Nemeroff CB, DeVane CL, Pollock BG. Newer antidepressants and the cytochrome P450 system. *Am J Psychiatry*. 1996, 153: 311 -320.

214. de Jonghe F, Swinkels JA. The safety of antidepressants. *Drugs*. 1992, 43 (suppl 2): 40 -47.

215. Roose SP, Laghrissi-Thode F, Kennedy JS, et al. Comparison of paroxetine and nortriptyline in depressed patients with ischemic heart disease. *JAMA*. 1998, 279: 287 -291.

216. Cohen LJ. Rational drug use in the treatment of depression. *Pharmacotherapy*. 1997, 17: 45 -61.

217. Kilts CD. Recent pharmacologic advances in antidepressant therapy. *Am J Med*. 1994, 97 (suppl 6A): 3S -12S.

218. DeVane CL. Pharmacokinetics of the newer antidepressants: clinical relevance. *Am J Med*. 1994, 97 (suppl 6A): 13S -23S.

219. Noble S, Benfield P. Citalopram: a review of its pharmacology, clinical efficacy, and tolerability in the treatment of depression. *CNS Drugs*. 1997, 5: 410 -431.

220. Andrews JM, Nemeroff CB. Contemporary management of depression. *Am J Med*. 1994, 97(suppl 6A): 24S -32S.

221. Gram LE Fluoxetine. *N Engl J Med*. 1994, 331: 1354 -1361.

222. Holliday SM, Plosker GL. Paroxetine: a review of its pharmacology, therapeutic use in

depression, and therapeutic potential in diabetic nephropathy. *Drugs Aging*. 1993, 3: 278-299.

223. Murdoch D, McTavish D. Sertraline: a review of its pharmacodynamic and pharmacokinetic properties, and therapeutic potential in depression and obsessive-compulsive disorder. *Drugs*. 1992, 44: 604-624.

224. Ware MR. Fluvoxamine: a review of the controlled trials in depression. *J Clin Psychiatry*. 1997, 58 (suppl 5): 15-23.

225. Wilde MI, Plosker GL, Benfield P. Fluvoxamine: an updated review of its pharmacology and therapeutic use in depressive illness. *Drugs*. 1993, 46: 895-924.

226. Centorrino F, Baldessarini RJ, Frankenburg FR, Kardo J, Volpicelli SA, Flood JG. Serum levels of clozapine and norclozapine in patients treated with selective serotonin reuptake inhibitors. *Am J Psychiatry*. 1996, 153: 820-822.

227. Grundemar L, Wohlfart B, Lagerstedt C, Bengtsson F, Eklundh G. Symptoms and signs of severe citalopram overdose (letter). *Lancet*. 1997, 349: 1602.

228. Öström M, Eriksson A, Thorson J, Spigset O. Fatal overdose with citalopram. *Lancet*. 1996, 348: 339-340.

229. Amsterdam JD, Hornig-Rohan M, Maislin G. Efficacy of alprazolam in reducing fluoxetine-induced jitteriness in patients with major depression. *J Clin Psychiatry*. 1994, 55: 394-400.

230. Modell JG, Katholi CR, Modell JD, DePalma RL. Comparative sexual side effects of bupropion, fluoxetine, paroxetine, and sertraline. *Clin Pharmacol Ther*. 1997, 61: 476-487.

231. Berk M, Acton M. Citalopram-associated clitoral priapism: a case series. *Int Clin Psychopharmacol*. 1997, 12: 121-122.

232. Elmore JL, Quattlebaum JT. Female sexual stimulation during antidepressant treatment. *Pharmacotherapy*. 1997, 17: 612-616.

233. Wisner KL, Perel JM, Findling RL. Antidepressant treatment during breast-feeding. *Am J Psychiatry*. 1996, 153: 1132-1137.

234. Lejoyeux M, Adès J. Antidepressant discontinuation: a review of the literature. *J Clin Psychiatry*. 1997, 58 (suppl 7): 11-16.

235. Einbinder E. Fluoxetine withdrawal? (letter). *Am J Psychiatry*. 1995, 152: 1235.

236. Salzman C. Monoamine oxidase inhibitors and atypical antidepressants. *Clin Geriatr Med*. 1992, 8: 335-348.

237. Krishnan KRR. Monoamine oxidase inhibitors. In: Schatzberg AF, Nemeroff CB, eds. *Textbook of Psychopharmacology*. 2nd ed. Washington, DC: American Psychiatric Press Inc. 1998, 239-249.

238. Quitkin F, Rifkin A, Klein DF. Monoamine oxidase inhibitors: a review of antidepressant effectiveness. *Arch Gen Psychiatry*. 1979, 36: 749-760.

239. Gardner DM, Shulman KI, Walker SE, Tailor SAN. The making of a user-friendly MAOI diet. *J Clin Psychiatry*. 1996, 57: 99-104.

240. Ascher JA, Cole JO, Colin J-N, et al. Bupropion: a review of its mechanism of antidepressant activity. *J Clin Psychiatry.* 1995, 56: 395 – 401.
241. Golden RN, Dawkins K, Nicholas L, Bebchuck JM. Trazodone, nefazodone, bupropion, and mirtazapine. In: Schatzberg AF, Nemeroff CB, eds. *Textbook of Psychopharmacology.* 2nd ed. Washington, DC: American Psychiatric Press Inc, 1998, 251 – 269.
242. Roose SP, Dalack GW, Glassman AH, Woodring S, Walsh TB, Giardina EGV. Cardiovascular effects of bupropion in depressed patients with heart disease. *Am J Psychiatry.* 1991, 148: 512 – 516.
243. James WA, Lippmann S. Bupropion: overview and prescribing guidelines in depression. *South Med J.* 1991, 84: 222 – 224.
244. Stimmel GL, Dopheide JA, Stahl SM. Mirtazapine: an antidepressant with noradrenergic and specific serotonergic effects. *Pharmacotherapy.* 1997, 17: 10 – 21.
245. Abramowicz M, ed. Mirtazapine: a new antidepressant. *Med Letter.* 1996, 38: 113 – 114.
246. Davis R, Whittington R, Bryson HM. Nefazodone: a review of its pharmacology and dinical efficacy in the management of major depression. *Drugs.* 1997, 53: 608 – 636.
247. Feighner JP, Boyer WF. Overview of USA controlled trials of trazodone in clinical depression. *Psychopharmacology.* 1988, 95: S50 – S53.
248. Haria M, Fitton A, McTavish D. Trazodone: a review of its pharmacology, therapeutic use in depression, and therapeutic potential in other disorders. *Drugs Aging.* 1994, 4: 331 – 355.
249. Brogden RN, Heel RC, Speight TM, Avery GS. Trazodone: a review of its pharmacological properties and therapeutic use in depression and anxiety. *Drugs.* 1981, 21: 401 – 429.
250. Fabre LF. United States experience and perspectives with trazodone. *Clin Neuropharmacol.* 1989, 12 (suppl 1): S11 – S17.
251. Holliday SM, Benfield R. Venlafaxine: a review of its pharmacology and therapeutic potential in depression. *Drugs.* 1995, 49: 280 – 294.
252. Augustin BG, Cold JA, Jann MW. Venlafaxine and nefazodone, two pharmacologically distinct antidepressants. *Pharmacotherapy.* 1997, 17: 511 – 530.
253. Feighner JR. The role of venlafaxine in rational antidepressant therapy. *J Clin Psychiatry.* 1994, 55 (suppl A): 62 – 68.
254. Thase ME, et al., for the Venlafaxine XR 209 Study Group. Efficacy and tolerability of once-daily venlafaxine extended release (XR) in outpatients with major depression. *J Clin Psychiatry.* 1997, 58: 393 – 398.
255. Lenox RH, Manji HK. Lithium. In: Schatzberg AF, Nemeroff CB, eds. *Textbook of Psychopharmacology.* 2nd ed. Washington, DC: American Psychiatric Press Inc, 1998, 379 – 429.
256. Gershon S, Soares JC. Current therapeutic profile of lithium (commentary). *Arch Gen Psychiatry.* 1997, 54: 16 – 20.
257. Heit S, Nemeroff CB. Lithium augmentation of antidepressants in treatment-refractory de-

pression. *J Clin Psychiatry*. 1998, 59 (suppl 6): 28 – 34.

258. Keck PE Jr, McElroy SL. Antiepileptic drugs. In: Schatzberg AF, Nemeroff CB, eds. *Textbook of Psychopharmacology*. 2nd ed. Washington, DC: American Psychiatric Press Inc. 1998, 431 – 454.

259. Bowden CL, Brugger AM, Swann AC, et al., for the Depakote Mania Study Group. Efficacy of divalproex versus lithium and placebo in the treatment of mania. *JAMA*. 1994, 271: 918 – 924.

260. Ballenger JC. Benzodiazepines. In: Schatzberg AF, Nemeroff CB, eds. *Textbook of Psychopharmacology*. 2nd ed. Washington, DC: American Psychiatric Press Inc. 1998, 271 – 286.

261. Shader RI, Greenblatt DJ. Use of benzodiazepines in anxiety disorders. *N Engl J Med*. 1993, 328: 1398 – 1405.

262. Lader M. Rebound insomnia and newer hypnotics. *Psychopharmacology*. 1992, 108: 248 – 255.

263. Ninan PT, Cole JO, Yonkers KA. Nonbenzodiazepine anxiolytics. In: Schatzberg AF, Nemeroff CB, eds. *Textbook of Psychopharmacology*. 2nd ed. Washington, DC: American Psychiatric Press Inc. 1998, 287 – 300.

264. Rickels K, Amsterdam J, Clary C, et al. Buspirone in depressed outpatients: a controlled study. *Psychopharmacol Bull*. 1990, 26: 163 – 167.

265. Kivistö KT, Lamberg TS, Kantola T, Neuvonen PJ. Plasma buspirone concentrations are greatly increased by erythromycin and itraconazole. *Clin Pharmacol Ther*. 1997, 62: 348 – 354.

266. Nishino S, Mignot E, Dement WC. Sedative-hypnotics. In: Schatzberg AF, Neme-roff CB, eds. *Textbook of Psychopharmacology*. 1st ed. Washington, DC: American Psychiatric Press Inc. 1995: 405 – 416.

267. Salvà P, Costa J. Clinical pharmacokinetics and pharmacodynamics of zolpidem: therapeutic implications. *Clin Pharmacokinet*. 1995, 29: 142 – 153.

268. Nowell PD, Mazumdar S, Buysse DJ, Dew MA, Reynolds CF III, Kupfer DJ. Benzodiazepines and zolpidem for chronic insomnia: a meta-analysis of treatment efficacy. *JAMA*. 1997, 278: 2170 – 2177.

269. Pies RW. Dose-related sensory distortions with zolpidem (letter). *J Clin Psychiatry*. 1995, 56: 35.

270. Sanchez LGB, Sanchez JM, Moreno JLL. Dependence and tolerance with zolpidem (letter). *Am J Health Syst Pharm*. 1996, 53: 2638.

271. Marder SR. Antipsychotic medications. In: Schatzberg AF, Nemeroff CB, eds. *Textbook of Psychopharmacology*. 2nd ed. Washington, DC: American Psychiatric Press Inc. 1998, 309 – 321.

272. Janicak PG. The relevance of clinical pharmacokinetics and therapeutic drug monitoring: anticonvulsant mood stabilizers and antipsychotics. *J Clin Psychiatry*. 1993, 54 (suppl 9): 35 – 41.

273. Owens MJ, Risch SC. Atypical antipsychotics. In: Schatzberg AF, Nemeroff CB, eds. *Textbook of Psychopharmacology*. 2nd ed. Washington, DC: American Psychiatric Press Inc. 1998, 323 - 348.

274. Abramowicz M, ed. Quetiapine for schizophrenia. *Med Letter*. 1997, 39: 117 - 118.

275. Kane JM. Newer antipsychotic drugs: a review of their pharmacology and therapeutic potential. *Drugs*. 1993, 46: 585 - 593.

276. Richelson E. Preclinical pharmacology of neuroleptics: focus on new-generation compounds. *J Clin Psychiatry*. 1996, 57 (suppl 11): 4 - 11.

277. Casey DE. Side-effect profiles of newer antipsychotic agents. *J Clin Psychiatry*. 1996, 57 (suppl 11): 40 - 45.

278. Byerly MJ, DeVane CL. Pharmacokinetics of clozapine and risperidone: a review of recent literature. *J Clin Psychopharmacol*. 1996, 16: 177 - 187.

279. Ereshefsky L. Pharmacokinetics and drug interactions: update for new antipsycho-tics. *J Clin Psychiatry*. 1996, 57 (suppl 11): 12 - 25.

280. Baldessarini RJ, Frankenburg FR. Clozapine: a novel antipsychotic agent. *N Engl J Med*. 1991, 324: 746 - 754.

281. Kane M, Honigfeld G, Singer J, Meltzer H, and the Clozaril Collaborative Study Group. Clozapine for the treatment-resistant schizophrenic: a double-blind comparison with chlorpromazine. *Arch Gen Psychiatry*. 1988, 45: 789 - 796.

282. Calabrese JR, Kimmel SE, Woyshville MJ, et al. Clozapine for treatment-refractory mania. *Am J Psychiatry*. 1996, 153: 759 - 764.

283. Dalkilic A, Grosch WN. Neuroleptic malignant syndrome following initiation of clozapine therapy (letter). *Am J Psychiatry*. 1997, 154: 881 - 882.

284. Fulton B, Goa KL. Olanzapine: a review of its pharmacological properties and therapeutic efficacy in the management of schizophrenia and related psychoses. *Drugs*. 1997, 53: 281 - 298.

285. Abramowicz M, ed. Olanzapine for schizophrenia, *Med Letter*. 1997, 38: 5 - 6.

286. Tollefson GD, Beasley CM Jr, Tran PV, et al. Olanzapine versus haloperidol in the treatment of schizophrenia and schizoaffective and schizophreniform disorders: results of an international collaborative trial. *Am J Psychiatry*. 1997, 154: 457 - 465.

287. Tran PV, Dellva MA, Tollefson GD, Beasley CM Jr, Potvin JH, Keisler GM. Extrapyramidal symptoms and tolerability of olanzapine versus haloperidol in the acute treatment of schizophrenia. *J Clin Psychiatry*. 1997, 58: 205 - 211.

288. Small JG, Hirsch SR, Arvanitis LA, Miller BG, Link CGG, and the Seroquel Study Group. Quetiapine in patients with schizophrenia: a high- and low-dose, double-blind compa-rison with placebo. *Arch Gen Psychiatry*. 1997, 54: 549 - 557.

289. Grant S, Fitton A. Risperidone: a review of its pharmacology and therapeutic potential in the treatment of schizophrenia. *Drugs*. 1994, 48: 253 - 273.

290. Stanilla JK, Simpson GM. Treatment of extrapyramidal side effects. In: Schatzberg AF,

Nemeroff CB, eds. *Textbook of Psychopharmacology*. 2nd ed. Washington, DC: American Psychiatric Press Inc, 1998, 349 - 375.

291. Klett CJ, Caffey E Jr. Evaluating the long-term need for antiparkinson drugs by chronic schizophrenics. *Arch Gen Psychiatry*. 1972, 26: 374 - 379.

292. Blaisdell GD. Akathisia: a comprehensive review and treatment summary. *Psychopharmacol Bull*. 1994, 27: 139 - 146.

293. Rosen WG, Mohs RC, Davis KL. A new rating scale for Alzheimer's disease. *Am J Psychiatry*. 1984, 141: 1356 - 1364.

294. Davis KL, Thal LJ, Gamzu ER, et al, for the Tactine Collaborative Study Group. A double-blind, placebo-controlled multicenter study of tactine for Alzheimer's disease. *N Engl J Med*. 1992, 327: 1253 - 1259.

295. Farlow M, Gracon SI, Hershey LA, Lewis KW, Sadowsky CH, DolanUreno J, for the Tacrine Study Group. A controlled trial of tarcine in Alzheimer's disease. *JAMA*. 1992, 268: 2523 - 2529.

296. Knapp MJ, Knopman DS, Solomon PR, Pendlebury WW, Davis CS, Gracon SI, for the Tacrine Study Group. A 30-week, randomized controlled trial of high-dose tactine in patients with Alzheimer's disease. *JAMA*. 1994, 271: 985 - 991.

297. Ohnishi A, Mihara M, Kamakura H, et al. Comparison of the pharmacokinetics of E2020, a new compound for Alzheimer's disease, in healthy young and elderly subjects. *J Clin Pharmacol*. 1993, 33: 1086 - 1091.

298. Rogers SL, Friedhoff LT. The efficacy and safety of donepezil in patients with Alzheimer's disease: results of a US multicenter, randomized, double-blind, placebo-controlled trial. The Donepezil Study Group. *Dementia*. 1996, 7: 293 - 303.

299. Rogers SL, Doody RS, Mohs RC, Friedhoff LT, and the Donepezil Study Group. Donepezil improves cognition and global function in Alzheimer disease: a 15-week, double-blind, placebo-controlled study. *Arch Intern Med*. 1998, 158: 1021 - 1031.

300. Rogers SL, Doody R, Mohs R, Freidhoff LT. E2020 produces both clinical global and cognitive test improvement in patients with mild to moderately severe Alzheimer's disease: results of a 30-week phase III trial (abstract S14. 001). *Neurology*. 1996, 46: A217.

301. Sano M, Ernseto C, Thomas RG, et al, for the Alzheimer's Disease Cooperative Study. A controlled trial of selegiline, alpha-tocopherol, or both as treatment for Alzheimer's disease. *N Engl J Med*. 1997, 336: 1216 - 1222.

302. Schneider LS, Tariot PN, Goldstein B. Therapy with l-deprenyl (selegiline) and relation to abuse liability. *Clin Pharmaco Ther*. 1994, 56: 750 - 756.

303. Tariot PN, Sunderland T, Weingartner H, et al. Cognitive effects of L-deprenyl in Alzheimer's disease. *Psychopharmacology*. 1987, 91: 489 - 495.

304. Fawcett J, Busch KA. Stimulants in psychiatry. In: Schatzberg AF, Nemeroff CB, eds. *Textbook of Psychopharmacology*. 2nd ed. Washington, DC: American Psychiatric Press

Inc. 1998, 503 – 522.

305. Altshuler LL, Cohen L, Szuba MP, Burt VK, Gitlin M, Mintz J. Pharmacologic management of psychiatric illness during pregnancy: dilemmas and guidelines. *Am J Psychiatry*. 1996, 153: 592 – 606.

306. Kulin NA, Pastuszak A, Sage S, et al. Pregnancy outcome following maternal use of the new selective serotonin reuptake inhibitors: a prospective, controlled, multicenter study. *JAMA*. 1998, 279: 609 – 610.

307. Platt JE, Freidhoff AJ, Broman SH, Bond RN, Laska E, Lin SP. Effects of prenatal exposure to neuroleptic drugs on children's growth. *Neuropsychopharmacology*. 1988, 1: 205 – 212.

308. Stowe ZN, Strader JR Jr, Nemeroff CB. Psychopharmacology during pregnancy and lactation. In: Schatzberg AF, Nemeroff CB, eds. *Textbook of Psychopharmacology*. 2nd ed. Washington, DC: American Psychiatric Press Inc. 1998, 979 – 996.

309. Jensen PN, Olesen OV, Bertelsen A, Linnet K. Citalopram and desmethylcitalopram concentrations in breast milk and in serum of mother and infant. *Ther Drug Monit*. 1997, 19: 236 – 239.

310. Suri RA, Altschuler LL, Burt VK, Hendrick VC. Managing psychiatric medications in the breast-feeding woman. *Medscape Women's Health*. 1998; 3: 1 – 14. Available at: http: //www. medscape. com/Medscape/womens. health/1998/v03. n01/wh3062. suri/wh3062. suri. html. Accessed April 27, 1998.

311. American Academy of Pediatrics Committee on Drugs. The transfer of drugs and other chemicals into human milk. *Pediatrics*. 1994, 93: 137 – 150.

312. Cadieux RJ. Geriatric psychopharmacology: a primary care challenge. *Postgrad Med*. 1993, 93: 281 – 301.

313. Salzman C, Satlin A, Burrows AB. Geriatric psychopharmacology. In: Schatzberg AF, Nemeroff CB, eds. *Textbook of Psychopharmacology*. 2nd ed. Washington, DC: American Psychiatric Press Inc. 1998: 961 – 977.